BEITRÄGE

ZUR

KENNTNISS DES VERHALTENS VON BLUTERGÜSSEN

IN SERÖSEN HÖHLEN

UNTER BESONDERER BERÜCKSICHTIGUNG

DER

PERITONEALEN BLUTTRANSFUSION

VON

Dr. G. LEDDERHOSE,

I. Assistenten der chirurgischen Klinik zu Strassburg.

STRASSBURG

VERLAG VON KARL J. TRÜBNER.

1885.

Inhalts-Uebersicht.

A. Allgemeine Bemerkungen über die Bedingungen, unter welchen Blutergüsse in serösen Höhlen gerinnen.

Für alle Zweige der Pathologie gilt es als allgemeine Lehre, dass Blutergüsse, welche in die verschiedenen Körperhöhlen oder in die Gewebe zu Stande gekommen sind, meist nach kürzerer oder längerer Frist spontan verschwinden und der Regel nach eine Indication zu therapeutischem Einschreiten nicht darbieten. Unter diesem Gesichtspunkte betrachtet, haben die Veränderungen, welche solche Blutergüsse bis zu erfolgter Resorption erfahren, ein wesentlich theoretisches Interesse. — Die Kenntniss dieser secundären Umwandelungen gewinnt jedoch eine grosse practische Bedeutung, wenn wir genöthigt sind oder es auch nur für zweckmässig halten, grössere Blutansammlungen aus dem Körper operativ zu entfernen und ausserdem, wenn wir zu Heilzwecken Blut in seröse Höhlen oder in das subcutane Gewebe infundiren, wie es in neuerer Zeit methodisch als peritoneale Transfusion und hypodermatische Blutinjection geschehen ist.

Zuerst tritt uns hier die practisch wichtigste Frage entgegen: gerinnt ganzes, nicht defibrinirtes Blut innerhalb der serösen Höhlen oder der verschiedenartigen Gewebe des Körpers und ferner, wenn Gerinnung eintritt, erfolgt sie in toto oder nur partiell, und wie lange nachdem das Blut an die betreffenden Stellen gelangt ist? Erst in zweiter Linie fragen wir: welchen Einfluss üben diese Blutansammlungen auf den Gesammtorganismus aus und dann, welche pathologischen Producte können sich aus denselben entwickeln?

Die allgemein-pathologische Forschung hat aus diesen letzteren Fragen eine Reihe hochinteressanter und schwieriger Probleme abgeleitet, welche wohl, trotz vielfacher klärender Bearbeitung, noch lange ein Lieblingsobject für experimentelle

Untersuchungen bleiben werden. Daneben erscheint die Aufgabe, festzustellen, ob die Blutextravasate im lebenden Körper und speciell in den serösen Höhlen, womit wir uns im Folgenden allein beschäftigen wollen, gerinnen oder flüssig bleiben, auf den ersten Blick wenig complicirt zu sein. Wenn wir jedoch die gangbaren Lehrbücher nachschlagen, so begegnen uns auffallende Lücken und Widersprüche, und dies erklärt sich aus verschiedenen Gründen.

Einmal ergibt schon eine oberflächliche Betrachtung der bekannten klinischen und pathologisch-anatomischen Thatsachen, dass sich Blutextravasate bezüglich der Gerinnung, je nach den Körperstellen, an welchen sie auftreten, verschieden verhalten können, und dass selbst an derselben Localität das eine Mal Gerinnung, ein anderes Mal Flüssigbleiben des ergossenen Blutes beobachtet wird. Also ohne eine genügende Berücksichtigung aller in jedem einzelnen Falle in Frage kommenden, bestimmenden Momente wird die Verallgemeinerung einer oder auch mehrerer unter sich gleichartiger Beobachtungen nur zu Irrthümern führen können. Auf der anderen Seite scheint ein gewisser Grad von Zurückhaltung, welchen der Practiker den herrschenden oder noch im Stadium der Discussion befindlichen Theorien der Blutgerinnung gegenüber begreiflicher Weise einzuhalten pflegt, gerade dazu beigetragen zu haben, dass anerkannte Bedingungen für die Gerinnung oder das Flüssigbleiben von Blutextravasaten häufig nur mit Vorsicht ausgesprochen und generalisirt werden.

Wir fragen: 1) Genügen die am Menschen gesammelten Erfahrungen, um uns ohne chirurgische Hülfsmittel die Diagnose zu gestatten, ob bei einem bestimmten Bluterguss in einer serösen Höhle Gerinnung eingetreten ist oder nicht? und 2) welchen Aufschluss ergibt die experimentelle Untersuchung über das Verhalten der Blutextravasate in dieser Hinsicht?

Es ist nicht meine Absicht, in eine ausführliche Erörterung dieser Punkte einzutreten. Nur scheint mir eine Untersuchung, wie die vorliegende, welche das Verhalten der Blutextravasate in serösen Höhlen als Thema ankündigt, auch die nächstliegende Frage, wie es dabei mit der Gerinnung steht, nicht unberücksichtigt lassen zu dürfen. Ich möchte also hier nur einige in Betracht kommende Gesichtspunkte besprechen und motiviren, warum ich meine Versuche nicht mit einer experimentellen Prüfung der Gerinnungsbedingungen für Blutergüsse in serösen Höhlen begonnen habe.

I.

Gehen wir einmal von der jetzt wohl noch ziemlich allgemein verbreiteten Vorstellung aus, dass der Vorgang der Blutgerinnung im Allgemeinen mit einem Absterben, einem Zerfall der farblosen Blutkörperchen eingeleitet wird, also, ganz abgesehen von den im Einzelnen sich abspielenden chemischen Veränderungen, als der Ausdruck der verminderten Lebensenergie, des Absterbens des ganzen Blutes anzusehen ist. Bedenken wir dann weiter, dass das Blut seinen histologischen wie physiologischen Eigenschaften nach als ein Gewebe aufgefasst werden muss, so würde sich die Gerinnungsfrage für Blutextravasate noch weiter dahin verallgemeinern lassen: unter welchen Bedingungen kommen vollständig von ihrer Umgebung getrennte Gewebstheile im Körper zum Absterben, unter welchen Bedingungen leben sie fort?

Wir wissen, dass es neben manchen anderen speciellen Umständen, welche wir nicht sicher im Einzelnen übersehen, wesentlich von dem Grade der Lebensenergie der umgebenden Gewebe und von der Grösse eines vollkommen gelösten Gewebsstückes abhängt, welche von den beiden angedeuteten Möglichkeiten eintreten wird. Gilt dies in gleicher Weise auch für die Blutextravasate?

Wir können das ganze, flüssig bleibende, extravasirte Blut dem losgetrennten und wieder einheilenden Gewebsstücke vergleichen, das geronnene Blut dem Gewebssequester, welcher wesentlich nur passiven Veränderungen unterliegt, eingekapselt und umgewandelt, oder unter Eiterung ausgestossen wird. Nur ist zu bedenken, dass das Blut eines der empfindlichsten und vergänglichsten Gewebe des Körpers ist, und dass selbst ein nur kurzdauernder Contact mit wenig lebenskräftiger Umgebung ein partielles Absterben der farblosen Blutkörperchen und damit Gerinnung zu Stande bringt.

Wenn ein vollkommen aus seiner Umgebung gelöstes Gewebsstück, z. Bsp. ein loser Knochensplitter, innerhalb bedeutend gequetschter Weichtheile zu liegen kommt und sich so längere Zeit unter schlechten Ernährungsverhältnissen befindet, so besteht ein gewisser Grad von Wahrscheinlichkeit, dass ein solcher Knochensplitter abstirbt, necrotisch wird. Ein denselben äusseren Bedingungen unterworfenes Blutextravasat würde voraussichtlich zunächst gerinnen und dann weitere secundäre Umwandelungen erfahren.

Sehen wir jedoch von diesem extremen Falle ab und nehmen an, dass die einen vollständig losgelösten Gewebstheil oder ein Blutextravasat einbettenden Nachbargewebe nur an einzelnen Stellen eine erhebliche Ernährungsstörung erlitten hätten, welche sich aber nach einigen Tagen wieder ausgliche, so würde dies für ein Muskel- oder Knochenstück und ähnliche fest gefügte Organbestandtheile kaum von besonders schädlicher Wirkung sein, während aller Berechnung nach von dem ergossenen Blute sich an solchen zeitweise abgestorbenen Stellen der umgebenden Gewebe Gerinsel niederschlagen würden. Es ist bekannt, dass aus in seröse Höhlen, z. Bsp. in Gelenke, extravasirtem Blute gerade an gequetschten Partien, wenig ernährten Gewebstheilen (Fracturenden), oder auch an von aussen eingedrungenen Fremdkörpern sich Gerinsel ausscheiden, und dass es wesentlich von der Oberflächengrösse solcher die Gerinnung anregender Gewebe bezw. Gegenstände abhängt, in welchem Umfange jene Abscheidungen aus dem flüssigen Blute stattfinden. Auch hat sich bei den experimentell ausgeführten Injectionen von ganzem Blute in seröse Höhlen gezeigt, dass Coagula immer an den Stellen mit Vorliebe auftraten, wo durch die Einstichcanüle kleine Verletzungen erzeugt waren.

Diese locale Gerinselbildung scheint im Einzelnen in der Weise zu Stande zu kommen, dass zunächst an den bezeichneten Stellen eine Anhäufung von farblosen Blutkörperchen erfolgt, welche dann durch ihren Zerfall die Fibrinbildung verursachen. Man kann diesen Vorgang besonders gut an Flüssigkeiten studiren, welche weniger leicht, als ganzes Blut, gerinnen, so an Mischungen von defibrinirtem Blute und serösem Exsudate, wie sie bei den später zu beschreibenden Versuchen des Oefteren zur Beobachtung kamen. Ich konnte constatiren, dass, wenn sich in solchen Flüssigkeiten Flocken und kleine Gerinsel befanden, diese sehr häufig um zufällige Verunreinigungen herum, wie Kaninchenhaare und Leinwandfasern, sich gebildet hatten und dass sie aus dichten Anhäufungen von farblosen Blutkörperchen bestanden, welche durch Fibrin verbunden waren und auch mehr oder weniger zahlreiche rothe Blutkörperchen einschlossen. Diese Verhältnisse haben die grösste Aehnlichkeit mit der Bildungsweise der Thromben im Blutgefässsysteme, wie sie besonders in neuerer Zeit durch Zahn[1]) klargelegt ist. Nach ihm manifestiren sich Texturveränderungen der Gefässintima durch Ansammlung und Anhaften von weissen Blutkörperchen, welche dann ihrerseits die Thrombenbildung veranlassen, indem sie schon nach kurzer Zeit den Character des feinkörnigen Fibrins annehmen. Die gleichen fibrinösen Abscheidungen beobachtete Zahn auch an künstlich in die Blutgefässe oder in das lebende Froschherz gebrachten Fremdkörpern, aber nur dann, wenn dieselben Rauhigkeiten oder Risse darboten, an welchen die farblosen Zellen ankleben konnten.

Des Weiteren lauten die Angaben verschiedener Autoren dahin, dass Blutergüsse in serösen Höhlen, wenn sie verhältnissmässig klein sind, längere Zeit flüssig bleiben können, als wenn sie umgekehrt ein grosses Volumen besitzen. Wir können dies leicht verstehen, wenn wir an der Auffassung festhalten, dass die Gerinnung mit einem partiellen Absterben des Blutes bezw. seiner farblosen Formelemente zu identificiren ist. Da ja innerhalb des Extravasates, wenn es fortleben soll, sich die Stoffwechselvorgänge weiter abspielen müssen, so wird offenbar dem Volumen eines Blut-

---

[1]) Virchow's Archiv, Band 62, S. 81.

ergusses eine bestimmte Berührungsoberfläche normal functionirenden Gewebes entsprechen, um die Producte des Stoffwechsels abzuführen und neue Ernährungsstoffe zu liefern. Und wenn hier ein Missverhältniss besteht, indem das Extravasat relativ zu gross ist, so wird Ernährungsstörung, Gerinnung eintreten müssen. — Dabei kommt auch noch in Betracht, dass ein Bluterguss in den meisten serösen Höhlen nicht stagnirt, sondern durch die mechanischen Kräfte, welche gleichzeitig seine Resorption befördern (Zwerchfell- Darm- Lungen- Rippenbewegungen u. s. w.), andauernd bewegt und gleichsam durcheinander gerührt wird. Je energischer diese Bewegung vor sich geht, in desto kürzeren Zwischenräumen werden alle Theile des Ergusses mit der seinen Stoffwechsel besorgenden Serosa in Beziehung treten. Sehr grosse Extravasate müssen die Zug- und Druckwirkung der genannten Theile hemmen, event. ganz aufheben, und dadurch den Austausch der Stoffwechselproducte des betreffenden Blutes schädigen.

Wir wären hiernach zu der Anschauung gelangt, dass rel. nicht zu grosse Blutextravasate in serösen Höhlen, wenn sie von gesundem, lebenskräftigem Gewebe eingeschlossen sind, zunächst, so lange nicht etwas Weiteres hinzukommt, flüssig bleiben können. Dies stimmt auch mit manchen klinischen und experimentellen Erfahrungen überein. Wenn wir einen Bluterguss aus einer serösen Höhle in kurzer Zeit ohne nachweisbaren Rückstand verschwinden sehen, so schliessen wir daraus mit Recht, dass das betreffende Blut nicht geronnen, sondern flüssig geblieben war und in diesem Zustande zur Resorption gelangt sein musste.

Nun liegen aber übereinstimmende Angaben vor, wonach die fraglichen Blutergüsse wohl Stunden bis Tage lang flüssig bleiben können, dann aber regelmässig gerinnen. Wie haben wir uns diese Erscheinung zu erklären? Tritt vielleicht die Gerinnung von vornherein partiell auf und schreitet sie erst ganz allmählich auf die gesammte Blutmasse fort? Dieser Fall wäre theoretisch zulässig und kommt wohl auch in Wirklichkeit vor; andere Beobachtungen scheinen aber dafür zu sprechen, dass unter Umständen das ergossene Blut in der ersten Zeit vollkommen flüssig bleibt, und dass dann erst ziemlich unvermittelt eine ausgedehntere Gerinnung erfolgt. Für das Kniegelenk weiss man wenigstens sicher, dass Blutergüsse sich in den ersten 24 Stunden noch im Wesentlichen in flüssigem Zustande befinden können (Schede[1])), während in einer späteren Zeit meist reichlich Gerinsel gefunden werden. Für die Pleurahöhle existiren ähnliche Angaben, welche sich allerdings wesentlich auf experimentelle Beobachtungen stützen (Penzoldt[2])).

Es ist übrigens die Bemerkung einzuschalten, dass bezüglich des Gerinnungsverlaufes aus dem Verhalten von ausserhalb des Körpers, etwa im Glasgefässe aufgesammeltem Blute nicht unmittelbar auf das von lebendem Gewebe umgebene Extravasat geschlossen werden darf. Im Glasgefässe tritt die Gerinnung, je nach der Temperatur und anderen bestimmenden Momenten, früher oder später ziemlich plötzlich in toto ein, und wenn es gelingt, den Einfluss des Contactes mit dem leblosen Materiale möglichst abzuschwächen und so die Gerinnung etwas zu verzögern, so erfolgt, wenn ein solches Blut mit einem geeigneten Fremdkörper zu einer Zeit berührt wird, wo es ohne diese Einwirkung noch flüssig geblieben wäre, nicht etwa eine partielle, sondern immer totale Gerinnung. Das Blut befindet sich unter diesen Umständen in einem ähnlich labilen Gleichgewichtszustande bezüglich der Gerinnung, wie eine übersättigte Salzlösung bezüglich der

---

[1]) Centralbl. für Chirurgie, Nr. 42, S. 657, 1877.
vergl. ferner:

Secher: Ueber Hämarthros genu und dessen Behandlung mittelst Punction, Hosp. — Tidende 2 R VII 26, 27, 1880; ref. in Schmidt's Jahrb. 187, 01, 1880.

Nicaise: Des empanchements sanguines intraarticul. Gaz. des hôp. Nr. 80, 1881.

Riedel: Ueber das Verhalten von Blut, sowie von indifferenten und differenten Fremdkörpern in Gelenken. Deutsche Zeitschr. f. Chir. Bd. XII. S. 447.

[2]) Ueber das Verhalten von Blutergüssen in serösen Höhlen. Deutsches Arch. f. klin. Med. 18. Band, S. 542, 1870.

Cristallisation. Im Organismus dagegen braucht eine aus dem circulirenden oder häufig auch aus dem extravasirten Blute an der Stelle der schädlichen Berührung erfolgende Gerinselbildung nicht auf das übrige Blut überzugreifen; dasselbe kann dabei vollkommen flüssig bleiben.

Kommt nun etwa, wenn Blut eine Zeit lang in einer serösen Höhle verweilt hat, ein neues, die Gerinnung begünstigendes Moment hinzu, oder verändert sich die den Stoffwechsel des Ergusses vermittelnde Serosa?

Zu den constanten Veränderungen der Blutextravasate in den serösen Höhlen gehört es, dass in ihnen bereits kurze Zeit nach dem Erguss eine Vermehrung des Gehaltes an farblosen Blutkörperchen stattfindet, und zwar wandern diese von der einschliessenden Wand her in das ergossene Blut aus. Gleichzeitig mit dieser Auswanderung findet wohl in den weitaus meisten Fällen auch eine Exsudation von seröser Flüssigkeit statt, und es frägt sich, ob das Hinzutreten dieser beiden Factoren zu dem Blute auf dessen Gerinnung einen Einfluss ausüben kann. Zunächst muss man vermuthen, dass die Vermehrung der farblosen Zellen die Coagulation begünstigt. Nachdem wir gesehen haben, dass das Absterben derselben die nächste Ursache für die Gerinnung bildet, und da ferner das in eine seröse Höhle ausgetretene Blut selbst im günstigsten Falle sich unter weit schlechteren Ernährungsbedingungen befindet, als im Gefässsysteme circulirendes Blut, so wird durch eine Vermehrung der farblosen Körperchen im Extravasate auch leichter und in grösserem Umfange ein Zerfallen derselben zu Stande kommen und dadurch die Vorbedingung für die Gerinnung geschaffen werden können. Hiernach wird eine mässige seröse Exsudation in ein Blutextravasat hinein hauptsächlich durch ihren Gehalt an farblosen Elementen das Eintreten von Gerinnung anregen; die Flüssigkeit als solche wird wohl kaum einen besonderen Einfluss ausüben.

Es ergiebt sich ferner von selbst, dass, wenn wir das Flüssigbleiben von Blut innerhalb einer serösen Höhle als wesentlich davon abhängig betrachten, ob die betreffende

Serosa im Stande ist, die Ernährung des eingeschlossenen Blutes in ausreichender Weise zu vermitteln, wir secundären Störungen derselben, als Infiltration mit Lymphzellen, entzündlichen Veränderungen des Endothels, fibrinösen Auflagerungen, einen ungünstigen Einfluss auf das ungeschwächte Fortleben des Blutes, also eine die Gerinnung befördernde Wirkung zuschreiben müssen.

Wir haben im Vorigen einige Momente besprochen, welche für das Resultat, ob Blutergüsse innerhalb seröser Höhlen flüssig bleiben oder gerinnen, von wesentlicher Bedeutung sind, und wir können uns danach das Verhalten der Blutextravasate nach folgenden verschiedenen Richtungen construiren:

1) Flüssigbleiben und Aufgesaugtwerden in flüssigem Zustande. Für diesen Verlauf ergeben sich im Allgemeinen als Bedingungen: nicht zu grosse Menge des ergossenen Blutes, relatives Intactsein der einschliessenden Serosa und energische Resorptionsfähigkeit derselben.

2) Bereits kurze Zeit nach erfolgtem Ergusse partielle oder totale Gerinnung; Resorption des flüssigen Theiles, Umwandelung der Gerinsel an Ort und Stelle. Als begünstigende Momente für dieses Verhalten ergeben sich: rel. grosses Volumen des Extravasates, geringe Lebensenergie oder Abtödtung der einschliessenden Gewebe, Vorhandensein von Fremdkörpern.

3) Flüssigbleiben in der ersten Zeit nach dem Ergusse und nachträgliche Gerinnung, wesentlich hervorgerufen durch Einwandern von reichlichen farblosen Blutkörperchen in das extravasirte Blut, vielleicht auch durch secundäre Veränderungen der einhüllenden serösen Membran.

Wir können noch als 4ten Fall die gleich anfangs oder später eintretende Gerinnung und nachfolgende Wiederauflösung des gebildeten Fibrins, wie sie durch eigentliche Eiterung und durch Fäulniss zu Stande kommen kann, hier anfügen.

Es sei auch noch besonders betont, dass bei den letzten Deductionen immer nur Blutextravasate gemeint sind, welche nicht direct mit der äusseren Luft in Verbindung stehen oder längere Zeit gestanden haben, da unter diesen Umständen wieder besondere Verhältnisse in Betracht kommen.

II.

Welchen Aufschluss giebt uns nun die experimentelle Forschung über das Verhalten von Blutergüssen in serösen Höhlen betreffs der Gerinnung? Hier ist von vornherein ein grosser Werthunterschied der Resultate festzuhalten, je nachdem an dem künstlich in eine seröse Höhle injicirten ganzen Blute Flüssigbleiben oder Gerinnung beobachtet wird.

Das Absterben der farblosen Blutkörperchen, damit die Bildung des Fibrinfermentes und dessen Einwirkung auf das Blut, beginnt, wie sich Al. Schmidt [1]) ausdrückt, im Momente des Aderlasses und hört auf im Momente, wo die Gerinnung ihr Ende erreicht hat. Da es nun ferner ausser Zweifel steht, dass lebendes, intactes Gewebe, besonders das Endothel der serösen Häute, in ähnlicher Weise, wie die lebende Gefässwand, im Stande ist, die Gerinnung des Blutes hintanzuhalten, so wird ein Blutquantum, welches sich z. Bsp. aus einem Mesenterialgefässe, ohne mit der Luft in Berührung gekommen zu sein, in die Bauchhöhle ergiesst, wesentlich anders zu beurtheilen sein, als Blut, welches wir, wenn auch unter den günstigsten Bedingungen, durch ein kurzes Röhrensystem aus dem Gefässe eines Thieres in die Peritonealhöhle eines anderen einleiten. Wenn wir in dem letzteren Falle Gerinnung des injicirten Blutes beobachten, so ist daraus zunächst noch nicht der Schluss gestattet, dass die als ersteren Fall supponirte mesenteriale Blutung auch zu einer Coagulation geführt haben würde: im Experimente befindet sich eben immer das Blut eine gewisse Zeit lang ausser Contact mit lebender Gefässwand und lebender Serosa, und während dessen können alle Vorbedingungen für eine sofortige Gerinnung erfüllt sein.

1) Die Lehre von den fermentativen Gerinnungserscheinungen in den eiweissartigen thierischen Körperflüssigkeiten. Dorpat, 1876. S. 17.

Beobachten wir dagegen das Flüssigbleiben des künstlich etwa in die Bauchhöhle infundirten Blutes, so ist die directe Uebertragung eines solchen Resultates auf die Vorkommnisse im menschlichen Organismus weit eher gestattet und zugleich damit ein Massstab für die Fehlerquellen des Experimentes gewonnen.

In der That ist die letztere Beobachtung öfter gemacht worden, vor Allem von Penzoldt (a. a. O.) in mehreren sehr werthvollen Versuchen, welche zugleich eine Widerlegung der Angaben Cordua's [1]), wonach ganzes, in die Bauchhöhle injicirtes Blut immer gerinnen soll, bringen. Bei 6 peritonealen Infusionen von ganzem Blute fand Penzoldt nach 2—3 Tagen 10 und mehr ccm Blut spurlos aus der Bauchhöhle verschwunden; sie mussten also in flüssigem Zustande zur Resorption gelangt sein, vermuthlich in den ersten Stunden nach erfolgter Injection; 3 mal constatirte er Bildung von Gerinseln, welche jedoch ihrer Menge nach bedeutend hinter dem injicirten Blutquantum zurückstanden.

Nun bietet allerdings die Peritonealhöhle ganz besonders günstige Verhältnisse dar: das injicirte Blut wird auf die enorme Oberfläche des Bauchfelles vertheilt und kommt so in allen Theilen mit dem äusserst lebhaft functionirenden Endothel in Berührung. Die Folge davon ist, dass ein Absterben von farblosen Blutzellen, wenn es vielleicht bereits begonnen hat, aufhört, dass das Blut flüssig bleibt und in kurzer Zeit resorbirt wird. Es ist sehr naheliegend, die partielle Gerinnung, welche Penzoldt 3 mal beobachtete, darauf zu beziehen, dass in diesen Fällen das in die Bauchhöhle gelangte Blut schon in der zwischen dem Aderlass und der Injection liegenden Zeit theilweise abgestorben war, und dass die Vertheilung auf das Peritoneum desshalb die partielle Gerinnung nicht mehr verhindern konnte. Mit anderen Worten, das 3 mal beobachtete Eintreten von Gerinnung ist vielleicht nur auf in den Versuchsbedingungen liegende Fehlerquellen zu beziehen.

---

[1]) Ueber den Resorptions-Mechanismus von Blut-Ergüssen. Berlin 1877.

Durch die 3 anderen Versuche ist es aber als sicher erwiesen zu betrachten, dass in die Peritonealhöhle infundirtes ganzes Blut dortselbst bis zu erfolgter Resorption flüssig bleiben kann.

Es braucht kaum besonders hervorgehoben zu werden, dass die Aufsaugung geringer Mengen Blutes durch das Bauchfell zwar sehr schnell erfolgt, sich aber doch auf Stunden und event. Tage erstreckt, so dass die Zeit, welche vergeht, bis Aderlassblut ausserhalb des Körpers gerinnt, dagegen nicht in Betracht kommt.

Aehnliche Beobachtungen, wie die erwähnten von Penzoldt, sind von Maass [1]) ebenfalls nach peritonealer Infusion, dann aber auch an der Pleura und am Kniegelenke gemacht worden (Penzoldt, Riedel). Danach kann auch in den letztgenannten Höhlen das Blut zunächst ganz oder doch wenigstens z. Th. flüssig bleiben, und nach einigen Stunden tritt dann die Resorption mit der weiteren Gerinnung in Concurrenz. Kleinere Blutmengen können aus der Pleura sowohl, wie aus den grossen Gelenken theils ganz in flüssigem Zustande, theils mit Hinterlassung kleiner Gerinnungen innerhalb des ersten Tages oder auch später verschwinden. Wird wegen der Grösse des Ergusses oder aus andern Gründen die Resorption verzögert, so tritt weitere Gerinnung ein, wahrscheinlich in Folge des Hinzukommens von Lymphzellen haltigem Exsudate; die ferneren Umwandelungen können sich dann manigfaltig gestalten, worauf hier nicht weiter eingegangen werden soll.

Wir gelangen also durch eine Betrachtung der experimentellen Thatsachen zu ungefähr denselben Schlüssen, wie sie die klinischen Erfahrungen und rein theoretische Erwägungen uns lieferten. Wenn wir uns jedoch einen näheren Einblick in diese Verhältnisse verschaffen, so stellt sich bald heraus, das diese Congruenz der Resultate und Anschauungen

[1]) Ueber intraperitoneale Bluttransfusion bei Thieren. Dissertation. Königsberg i. P. 1881.

doch nur eine sehr beschränkte genannt werden darf; nicht einmal auf alle allgemeinen Gesichtspunkte erstreckt sie sich, und was die Einzelheiten nach den verschiedenen Localitäten angeht, so sind unsere Kenntnisse hier noch sehr lückenhaft.

Es fragt sich nun: ist das Thierexperiment berufen, hier zunächst weitere Aufklärung zu bringen? — Bei den nachfolgenden Untersuchungen trat wiederholt an mich das Bedürfniss heran, mir über die Gerinnungsbedingungen der Blutextravasate eine Uebersicht zu verschaffen; so oft ich aber darauf hin die Lehrbücher und die bezüglichen Specialarbeiten prüfte, kam ich zu der Ueberzeugung, dass zwar eine vollkommen befriedigende Klarheit in diesem Gebiete noch nicht gewonnen ist, dass aber auf der anderen Seite einer experimentellen Nachahmung der beim Menschen im Einzelnen in Betracht kommenden Verhältnisse sich grosse Schwierigkeiten in den Weg stellen.

Freilich ist ja durch die citirten Versuche von Penzoldt u. A. der Beweis geliefert worden, dass man Blut einem Thiere entnehmen und einem anderen in die Bauchhöhle infundiren kann, ohne dass es in der Zwischenzeit und nachher zu gerinnen braucht; aber es wurde auch schon hervorgehoben, dass innerhalb des Peritoneums die Bedingungen ganz besonders günstige sind, um Gerinnung zu verhindern und vielleicht auch, um schon gebildetes Fibrinferment unwirksam zu machen, entsprechend der Annahme Jakowicki's[1]), dass im lebenden Organismus «Bedingungen» vorhanden sein müssen, «welche sowohl das circulirende als auch das injicirte Fibrinferment in seiner Wirkung hemmen, bis es zerstört (oder umgewandelt und ausgeschieden) wird.» Für die Pleura und die grossen Gelenkhöhlen müssen diese gerinnungshindernden Kräfte wegen der bedeutend kleineren Berührungsfläche mit lebender Serosa, welcher das infundirte Blut ausgesetzt ist, entschieden erheblich geringer angeschlagen werden. Der Zustand des theilweisen Abgestorbenseins, oder mit anderen Worten, der partielle Zerfall der weissen Blut-

[1]) Zur physiologischen Wirkung der Bluttransfusion. Dissertation, Dorpat 1875, S. 48.

körperchen und die dadurch bedingte Bildung des Fibrinfermentes, wie sie vom Momente des Aderlasses bis zum Eintritt des Blutes in die betreffende seröse Höhle statthat, wird also bei der Pleura, den Gelenken u. s. f. als eine grössere Fehlerquelle in Betracht zu ziehen sein, als bei den unter sonst gleichen Bedingungen ausgeführten Infusionen in die Peritonealhöhle.

Es scheint danach überhaupt zweifelhaft, ob es gelingen kann, die Verhältnisse, wie sie bei einem directen Bluterguss in die Pleura, das Kniegelenk oder eine verwandte Höhle beim Menschen sich geltend machen, experimentell nachzuahmen. Nun hängt aber, wie wir gesehen haben, die Entscheidung, ob der Bluterguss flüssig bleibt oder gerinnt, ganz wesentlich von dem vitalen Zustande der ihn einschliessenden Gewebstheile ab, und wenn es auch möglich ist, experimentell innerhalb der Blutgefässe die Gerinnung bezw. Thrombenbildung begünstigende Verhältnisse künstlich zu erzeugen, so dürfte eine Construction der Bedingungen, wie sie beim Menschen in Bezug auf Blutergüsse in serösen Höhlen vorkommen, durch das Thierexperiment eine erheblich schwierigere Aufgabe sein. Es handelt sich eben hier um eine sehr grosse Mannigfaltigkeit der die Gerinnung beeinflussenden Momente, welchen auch noch nach den einzelnen Localitäten eine ganz verschiedene Würdigung zu Theil werden muss.

Nach Allem gelange ich zu folgendem Urtheile: Die Diagnose, ob ein Bluterguss in einer der grossen Körperhöhlen zu einer bestimmten Zeit sich in flüssigem oder geronnenem Zustande befindet, lässt sich ohne chirurgischen Eingriff nur mit einer gewissen Wahrscheinlichkeit praecisiren. Wir kennen zwar im Allgemeinen die in Betracht kommenden Bedingungen; auch haben experimentelle Arbeiten manche speciellen Punkte klar gestellt, aber im einzelnen Falle bestehen doch für die Erkennung und Beurtheilung der die Gerinnung beeinflussenden Momente grosse Schwierigkeiten. — Es erscheint zweifelhaft, ob man von experimentellen Untersuchungen gerade hier besondere Aufklärung erwarten darf. Die Ausführung und Beweiskraft derselben wird dadurch wesentlich beeinträchtigt, dass die Nachahmung der beim Menschen im Vordergrund stehenden einzelnen Bedingungen grosse Schwierigkeiten darbietet, und dass auch bedeutende Fehlerquellen beim Experimentiren kaum zu vermeiden sind. Ich glaube desshalb, dass man viel eher zunächst Fortschritte in der Erkenntniss der uns beschäftigenden Gerinnungsfrage durch sorgfältige klinische und anatomische Beobachtungen erwarten darf, welche bisher in der Litteratur nur spärlich vorliegen, allerdings auch nur an der Hand eines sehr umfangreichen Materiales mit Erfolg vorgenommen und verwerthet werden können.

B. Tritt nach Infusion von defibrinirtem Blute eines Individuums derselben Species („eigenartiges Blut“) in die Peritonealhöhle eine Vermehrung der Blutkörperchenzahl des circulirenden Blutes ein?

I.

Die Untersuchungen von Ponfick, Bizzozero und Golgi, Obalinski und Maass.

Ponfick war, von den Erfahrungen ausgehend, welche er durch seine zahlreichen Untersuchungen über die vasale Bluttransfusion und die Theilnahme an den Versuchen Cordua's gesammelt hatte, zu der Ueberzeugung gelangt, dass man auch durch Einspritzen von Blut in die Bauchhöhle eine Vermehrung der circulirenden Blutkörperchenzahl müsse erzielen können. Er führte demgemäss bei 3 Kranken eine solche Transfusion vom Bauche her aus, und da er einen günstigen Erfolg beobachtete, so empfahl er im Jahre 1879 die peritoneale Bluttransfusion als Methode an Stelle der bis dahin üblichen directen Infusion in das Gefässsystem.[1]) Wenn man nun auch Ponfick darin beistimmen konnte, dass sehr wahrscheinlich das vom Bauche aus resorbirte Blut in die Gefässbahn aufgenommen würde und dort wenigstens eine Zeit lang weiterfunctionirte, so musste doch noch ein möglichst sicherer Beweis für diese Annahme verlangt werden.

Würde das vom Peritoneum aufgesaugte Blut einfach der vorhandenen circulirenden Blutmasse hinzuaddirt, so müsste seine Anwesenheit in der Blutbahn durch vergleichende Bestimmung der Gesammtblutmenge vor und nach der Infusion festzustellen sein. Es könnten aber auch die einzelnen Bestandtheile des injicirten Blutes in ungleichen Verhältnissen

---

[1])57. Jahresbericht der schlesischen Gesellschaft für vaterländische Cultur, 1879, S. 60. — Dasselbe: Wiener med. Blätter, 1879, S. 846.

in das Gefässsystem aufgenommen, oder auch nach vollständiger Resorption in verschiedener Weise wieder aus der Circulation ausgeschaltet werden. Beides müsste eine zeitweise Aenderung der Zusammensetzung des vorhandenen Blutes bedingen und wäre durch vergleichende Analysen des Blutes vor und nach erfolgter Transfusion festzustellen.

Da wir bekanntlich für die Bestimmung der Blutmenge im lebenden Organismus sehr exacte Methoden nicht besitzen, so suchten Bizzozero und Golgi[1]) als die Ersten nach der Ponfick'schen Veröffentlichung durch vergleichende Bestimmungen des procentischen Hämoglobingehaltes des Blutes von Kaninchen, welchen sie bis zu 6,3% des Körpergewichtes eigenartiges Blut in die Bauchhöhle infundirt hatten, die noch offene Frage über das Verhalten des resorbirten Blutes in der Gefässbahn zu lösen.

Ihre durch 6 Versuche gewonnenen Resultate sind im Wesentlichen folgende:

1) Schon 20 Minuten nach der Transfusion lässt sich eine procentische Zunahme der Hämoglobinmenge des kreisenden Blutes constatiren. Das Maximum wird am 1ten oder 2ten Tage erreicht; dann folgt ein Stillstand mit Schwankungen, welcher in Abnahme übergeht; ein geringes Plus bleibt aber noch wochenlang bestehen.

2) Die beobachtete Zunahme entspricht ungefähr der Menge des eingespritzten Blutes; doch gilt dies nicht für sehr reichliche Infusionen. Als Maximum wurde eine Vermehrung der ursprünglichen Hämoglobinmenge um 57 % gefunden.

3) Bei Thieren, welchen unmittelbar vor der Transfusion ein Aderlass gemacht war, schien das Maximum der Hämoglobinzunahme früher einzutreten, als bei normalen Thieren.

---

1) Arch. per le scienze mediche, Vol. IV, Nr. 3, p. 67, 1880; im Auszug: Centralbl. f. d. med. Wissensch. Nr. 51, S. 917, 1879.

Bemerkenswerthe Gesundheitsstörungen wurden bei den Versuchsthieren niemals beobachtet.

Diese äusserst interessanten Resultate bestätigten in vollkommener Weise die Richtigkeit der Voraussetzungen, von welchen Ponfick bei seinen peritonealen Transfusionen am Menschen ausgegangen war. Es fragt sich nun, nach welchen Methoden haben die Verfasser ihre Untersuchungen angestellt, und waren sie nach den Versuchsergebnissen zu den mitgetheilten Schlussfolgerungen berechtigt?

Sie haben die Hämoglobinbestimmungen mit dem von Bizzozero construirten Chromo-Cytometer[1]) ausgeführt, dessen Princip kurz das folgende ist: 10 cmm — der Bruchtheil eines Blutstropfens — werden mit ½ gr einer ¾ %igen Chlornatriumlösung vermischt in einen durchsichtigen kleinen Kasten gebracht, dessen hintere Wand mittelst einer Schraube bewegt werden kann, wodurch man im Stande ist, der in dem Kasten enthaltenen Blutschicht eine verschiedene Dicke zu geben. Die Schraube wird bei den einzelnen zu untersuchenden Proben in der Weise eingestellt, dass man durch die Blutschicht hindurch eine in einer Dunkelkammer befindliche Kerze auf 1⅓ mtr Entfernung gerade deutlich sehen kann (Anwendung des Apparates als Cytometer). Durch eine Reihe von Untersuchungen des Blutes junger, kräftiger Männer wurde eine mittlere Dicke für die Blutschicht in der vorgeschriebenen Verdünnung gefunden, bei welcher jener Grad der Durchsichtigkeit vorhanden war, und danach eine Scala eingerichtet, auf welcher der für menschliches Blut festgestellte mittlere Werth als fixer Punkt mit der Zahl 110 (Dicke der Blutschicht von 1,10 mm) markirt und die diesem Werthe entsprechende Hömoglobinmenge = 100 gesetzt wurde. Auf dieser Scala werden die Drehungen der Schraube und damit die Dicke der untersuchten Blutschicht abgelesen. — Der Hämoglobingehalt eines zu prüfenden Blutes ist dann gleich dem Producte aus dem Hämoglobingehalte und dem

[1]) Atti della regia accademia delle scienze di Torino. vol. 14, 1879. Deutsch excerpirt in: Wiener medicinische Jahrb., Jahrgang 1880, S. 251. vergl. auch: Bizzozero, Handbuch der klinischen Mikroskopie, deutsche Original-Ausgabe von Lustig und Bernheimer, Erlangen 1883, S. 22 u. ff.

Cytometergrade für normales Blut (100 × 110), dividirt durch den Cytometergrad des untersuchten Blutes, da der Hämoglobingehalt mit der Dicke der Blutschicht abnimmt. Die so gefundenen Zahlen werden für eine Reihe von Untersuchungen desselben Blutes wieder in Procente der ersten Bestimmung umgerechnet.

Der Bizzozero'sche Apparat lässt sich auch mit einigen Modificationen zur directen Bestimmung des Farbstoffgehaltes einer Blutprobe, in welcher man durch Wasserzusatz den Farbstoff in Lösung gebracht hat, verwerthen (als Chromometer). Diese Art der Anwendung — nach der Angabe des Erfinders eine weniger sichere, als die ersterwähnte — interessirt uns hier nicht näher.

Bizzozero hat die Zuverlässigkeit seiner cytometrischen Methode durch zahlreiche Versuche geprüft und kommt zu dem Schluss, dass dieselbe alle vorhandenen Bestimmungsmethoden der Blutkörperchenzahl und des Blutfarbstoffes, mit Ausnahme der spectroscopischen Vierordt's, an Genauigkeit übertreffe. Fehler (bis zu 0,3 %) sollen entstehen, wenn das zu untersuchende Blut zahlreiche weisse Blutkörperchen oder Fett beigemengt enthält.

Wenn man die Beschreibung des Apparates von Bizzozero liest und damit die Gleichmässigkeit und Uebereinstimmung der erhaltenen Zahlenwerthe unter sich vergleicht, so kann man nicht anders, als über die Leistungsfähigkeit der Methode im höchsten Masse erstaunt sein. Um von den Fehlern, welche man aus der sehr geringen Menge der zur Prüfung zu verwendenden Blut- und Zusatzflüssigkeit vermuthen sollte, zu schweigen, so setzt das zuverlässige Gelingen der Bestimmungen eine gleichmässige Vertheilung normal grosser und nicht irgendwie veränderter rother Blutkörperchen in der untersuchten Flüssigkeitsschicht voraus.

Es war desshalb unbedingt geboten, so wichtige und überraschende Resultate, wie sie von Bizzozero und Golgi bezüglich der Einwirkung des in die Bauchhöhle infundirten

Blutes auf das circulirende Blut gewonnen waren, auch mit anderen Untersuchungsmethoden nachzuprüfen. Dies geschah zunächst durch Obalinski [1]), welcher sich durch Zählung der gefärbten Elemente im kreisenden Blute Auskunft über den Verbleib des vom Bauche her resorbirten Blutes verschaffen wollte. Seine Resultate stimmen im Wesentlichen mit denen von Bizzozero und Golgi überein: er fand bei anämisirten und nicht anämisirten Thieren bereits in der 1ten Stunde nach der peritonealen Transfusion eine Zunahme der rothen Blutkörperchen, welche bis zur vollständigen Resorption des eingespritzten Blutes fortschritt; dann trat ein sich über Stunden, Tage, ja Wochen erstreckender Stillstand ein, endlich erfolgte allmähliche Abnahme, jedoch blieb die übernormale Zahl der Blutkörperchen noch längere Zeit bestehen. Die Maximal- und Minimalwerthe des Zuwachses der ursprünglichen Zahl betrugen 48 und 12 %. Die Menge des injicirten Blutes hatte keinen Einfluss auf die Schnelligkeit der Vermehrung der Blutkörperchen. Ungefähr kamen 0,5 — 0,7 ccm Blut auf 1 kgr Thier per Stunde zur Resorption. Hämoglobinurie liess sich niemals nachweisen, auch wurde ausser in einigen Fällen aufgetretenem, einmaligem Erbrechen keine Störung des Wohlbefindens der Versuchsthiere beobachtet. Am Peritoneum waren Veränderungen nach erfolgter Aufsaugung nicht zu constatiren.

Es war also durch diese Untersuchungen Obalinski's direct bewiesen worden, dass nach peritonealer Transfusion die Menge der rothen Blutkörperchen in der Gefässbahn parallel zu der fortschreitenden Resorption durch das Bauchfell zunimmt, und es durfte daraus der Schluss gezogen werden, dass die eingespritzten Blutkörperchen in die Circulation des Versuchsthieres aufgenommen werden und sich hier längere Zeit intact erhalten.

---

[1]) Prezled lekarski Nr. 9 i. 10 (polnisch), ref. im Jahresbericht von Virchow-Hirsch 1880, I, S. 315. Die angewandte Methode der Zählung ist aus dem mir allein zugänglichen Referate nicht ersichtlich.

Den gleichen Gang der Untersuchung, wie Obalinski, schlug Maass ein[1]); er stellte nach 3 Richtungen Versuche an:

1) injicirte er Kaninchen und Hunden, welchen 22 Stunden bis 4 Tage vorher ein Aderlass gemacht war, eine meist etwas geringere Quantität frischen, eigenartigen, defibrinirten Blutes in die Bauchhöhle und bestimmte dann in den folgenden Tagen die Blutkörperchenmenge des circulirenden Blutes durch Zählung mittelst eines Zeiss'schen Aparates (12 Versuche);

2) entzog er in 3 Versuchen Hunden je 1, 2 und 3 mal eine bestimmte Menge Blutes, defibrinirte dasselbe und injicirte es (meist in geringerer Menge) demselben Thiere wieder in die Bauchhöhle;

3) wurden einem Hunde ca 100 ccm ganzes (nicht defibrinirtes) Blut von einem anderen Hunde direct in die Bauchhöhle übergeleitet.

In der ersten Versuchsreihe zeigte sich schon event. 5 Stunden nach der Injection (früher wurde nicht untersucht) eine erhebliche Zunahme der 3—22 Stunden vor der Operation bestimmten Blutkörperchenzahl im circulirenden Blute, welche gewöhnlich in den ersten 2 Tagen ihr Maximum erreichte ($^1/_2$—2 $^1/_2$ Millionen Vermehrung im Cubikmillimeter), um dann ganz allmählich wieder abzunehmen. Im Allgemeinen schien sowohl die Vermehrung der rothen Blutkörperchen, als auch die Dauer der Resorption in geradem Verhältnisse zu der Menge des injicirten Blutes zu stehen.

Bei den Experimenten mit Injection von frisch abgelassenem Blute desselben Thieres wurden bereits kurze Zeit nach der Operation Zahlen für die Blutkörperchenmenge erhalten, welche zwar nicht ganz den Werthen vor der Blutentziehung gleich kamen (meistens wurde auch weniger rückinjicirt als entnommen war), aber doch nur durch ein Eintreten und ein wenigstens zeitweises Verweilen des in die Bauchhöhle injicirten Blutes in der Gefässbahn erklärt werden können.

Bei dem unter 3) erwähnten Versuche wurde ein ganz klares Resultat nicht erzielt, es konnte jedoch aus dem Sectionsbefunde, welcher nur ein gerstenkorngrosses Gerinsel,

[1]) a. a. O.

aber keine Spur von flüssigem Blute innerhalb des ganz normalen Peritoneums ergab, der Schluss gezogen werden, dass das peritoneal injicirte ganze Blut nicht, wie Cordua angab, immer gerinnen muss, sondern auch in flüssigem Zustande resorbirt werden kann. Dies ist evident, wie bereits oben erwähnt wurde, auch durch Versuche von Penzoldt bewiesen worden.

Die Zunahme des Hämoglobingehaltes des Blutes nach peritonealer Transfusion wurde übrigens mit dem Chromo-Cytometer Bizzozero's gelegentlich auch von anderen italienischen Autoren bestätigt, wie auch Quincke bei seinen Untersuchungen «zur Pathologie des Blutes» [1]) mittelst des von ihm construirten Hämochromometers die gleiche Thatsache constatirte.

II.

Eigene Versuche.

Als ich an die Bearbeitung des auf dem Titelblatte bezeichneten Themas herantrat, nahm ich als Ausgangspunkt die Untersuchung des Hämoglobingehaltes bei Thieren, welchen defibrinirtes Blut in die Bauchhöhle infundirt war. Ich hoffte, durch wenige Versuche die soeben geschilderten Angaben der Litteratur bestätigen zu können, um dann auf der gewonnenen Grundlage weitere Fragen in Angriff zu nehmen. Wie im Folgenden gezeigt werden soll, entsprachen die ersten Versuchsergebnisse keineswegs den gehegten Erwartungen, und ich sah mich desshalb veranlasst, um den eingeschlagenen Weg nicht aufzugeben, eine grössere Versuchsreihe, als anfangs beabsichtigt war, auszuführen, bis ich zu den gewünschten Resultaten gelangte.

Wenn die peritoneale Bluttransfusion wirklich so eclatante Veränderungen in dem Hämoglobingehalte des circulirenden Blutes hervorbringt, wie es von den citirten Autoren angegeben war, so musste es auch gelingen, mit weniger minutiösen Methoden, an grösseren den Versuchsthieren ent-

---

[1]) Deutsches Archiv f. klin. Med. Bd. 25, 27 und 33.

nommenen Blutproben diese Verhältnisse nachzuweisen. Jch wählte desshalb die von Hoppe-Seyler [1]) angegebene Bestimmungsmethode des Hämoglobingehaltes einer abgewogenen Blutmenge. Es ist als nachgewiesen zu betrachten, dass diese Methode an Genauigkeit der Resultate allen berechtigten Anforderungen entspricht, und dass sie gleichzeitig vor den meisten anderen Bestimmungsverfahren durch Einfachheit und leichte Ausführung grosse Vortheile voraus hat. — Ihr Princip besteht bekanntlich darin, einer bestimmten Menge Blutes durch Verdünnung mit Wasser dieselbe Färbekraft zu verleihen, welche eine in ihrer Zusammensetzung bekannte Lösung von Oxyhämoglobin besitzt. Die erhaltenen Zahlen für den procentischen Hämoglobingehalt des untersuchten Blutes kann man dann noch durch Bestimmung des Trockenrückstandes controliren bezw. ergänzen.

Die bei allen folgenden Experimenten benutzte Oxyhämoglobinlösung war von Prof. Hoppe-Seyler vor 8 Jahren dargestellt und im zugeschmolzenen Rohre aufbewahrt worden; sie enthielt also nach dieser langen Zeit keine fremdartigen Verunreinigungen mehr. Wenn die gefundenen procentischen Hämoglobinwerthe sämmtlich etwas hoch ausgefallen sind, so ist dies vielleicht auf Vorhandensein einer geringen Menge von Methämoglobin, welche sich nachträglich in der Oxyhämoglobinlösung gebildet hatte, zurückzuführen. Da bei allen unseren Versuchen es nur auf die Differenzzahlen zwischen den einzelnen gefundenen Hämoglobinwerthen ankommt, so ist dadurch, dass die Hämoglobinprocente alle etwas hoch ausgefallen sind, ein nennenswerther Fehler nicht entstanden.

Ich führte zunächst einige Versuche an Kaninchen aus.

a. Eigene Versuche an Kaninchen:

Versuch I.

Einem 2750 gr wiegenden Kaninchen werden am 28. V 83 35 ccm, = 1,27 % des Körpergewichtes (Kgw.)[2]), frisches, defibrinirtes (dfbr.) und colirtes Blut von einem anderen Kaninchen in die linke Seite des Bauches

[1]) Handbuch der physiologisch- und pathologisch-chemischen Analyse. 5. Auflage. Berlin 1883, S. 435.

[2]) Die in Klammern eingeschlossenen Abkürzungen sollen bei den folgenden Versuchen statt der betreffenden Worte in Anwendung kommen.

mittelst eines aus schräg abgeschliffener Metallcanüle mit Schlauch und Trichter bestehenden Apparates infundirt, nachdem vorher aus der rechten (r.) Carotis des Thieres 3 gr Blut zur Untersuchung abgelassen waren. — Während und nach der Injection treten keinerlei abnorme Erscheinungen bei dem Versuchsthiere auf. Am 30. V und 1. VI werden Blutproben zu ca 3 gr aus einer Ohrvene ohne Einführung einer Canüle abgelassen. — Die verschiedenen Proben wurden dfbr., colirt, gewogen und nach etwa 30facher Verdünnung mit destillirtem Wasser mit einer Lösung von Oxyhämoglobin auf ihre Färbekraft verglichen. Die verdünnten Proben wurden nach der Bestimmung eingedampft, bei 120° getrocknet und durch Wägung die Trockenrückstände (Trrst.) gefunden.

Zusammenstellung der Resultate dieses Versuches:

Datum.	Zahl der Tage nach der Infusion.	Procente des Hgl[1])-gehaltes der einzelnen Blutproben.	Procente der Trrst. derselben.	Hgl-gehalt der einzelnen Proben in Procenten der ersten Bestimmg.	Dasselbe für die Trrst.
28. V	—	13,84	16,84	100	100
30. V	2	15,43	18,05	111,4	107,2
1. VI	4	15,77	17,37	113,1	103,1

Am 12. VI wurde das bis dahin vollkommen gesunde Thier entblutet und eine Blutmenge von 70 ccm erhalten. In der Bauchhöhle Alles normal; die Wunde am Halse enthält käsigen Eiter.

Dieser vorläufige Versuch hatte also, wie erwartet war, die locale und allgemeine Unschädlichkeit der Infusion von eigenartigem Blute in die Bauchhöhle bewiesen und gleichzeitig gezeigt, dass die procentische Hämoglobinmenge und der procentische Trockenrückstand des circulirenden Blutes in Folge von peritonealer Transfusion in den ersten Tagen nach der Operation vermehrt werden. Diese Zunahme kann man sich, wie bereits oben angedeutet wurde, in Uebereinstimmung mit den massgebenden Untersuchungen über die Folgen der vasalen Transfusion, so erklären, dass zunächst das infundirte Blut durch Vermittelung des Lymphapparates in die Gefässbahn aufgenommen und so die absolute Blutmenge vermehrt wird. Diese Plethora bleibt jedoch nicht

[1]) Hämoglobin.

bestehen, vielmehr stellt sich durch Ausscheidung des überschüssigen Serums die ursprüngliche Blutmenge bald wieder her, nur die Blutkörperchen werden zurückgehalten und verursachen eine Concentration des Blutes.

Zählt man in dem obigen Versuche zu der wahrscheinlich vorhandenen circulirenden Blutmenge, ohne eine Vermehrung derselben anzunehmen, den Hgl-gehalt des infundirten Blutes hinzu, so würde dies einen proc. Hgl-gehalt des Blutes von 16,1 oder, in Procenten der ersten Bestimmung ausgedrückt, von 116,3 ergeben.

Bereits der zweite meiner Versuche, welcher unter denselben Bedingungen mit gesunden Thieren angestellt war, lieferte ein wesentlich anderes Resultat.

Versuch II.

Einem 1705 gr schweren Kaninchen werden am 5. VI 25 ccm frisches, dfbr., colirtes Blut eines anderen gesunden Kaninchens (= 1,46 % des Kgw.) in die Bauchhöhle infundirt, nachdem dem Thiere vorher aus der rechten Carotis eine Probe von ca 3 gr abgelassen war.

Datum.	Zahl der Tage nach der Infusion.	Blut-proben in gr.	Procente des Hgl-gehaltes derselb.	Procente der Trrst. derselb.	Hgl-gehalt der einzelnen Proben in Procent. der erst. Bestim.	Dasselbe für die Trrst.	Bemerkungen.
5. VI	—	2,9 (Carotis)	17,35	18,86	100	100	
6. VI	1	1,8 (Ohrvene)	16,288	18,539	93,9	98,3	5—10 ccm Nachblutung aus dem Ohr.
7. VI	2	1,3 (desgl.)	17,12	18,25	98,6	96,7	
8. VI	3	1,9 (desgl.)	13,79	16,008	79,5	84,9	Beim Hautschn. auffallend dünnflüssiges, fast seröses Blut.

Am ersten Tage nach der Infusion war vermittelst einer Glascanüle, welche, ebenso wie die mit ihr in Verbindung befindliche ansaugende Vorrichtung, mit Wasserstoff gefüllt war, aus der Bauchhöhle eine kleine Probe des injicirten Blutes entnommen und unter Abschluss von Luft spectroscopisch untersucht worden. Das Blut zeigte die Absorptionsstreifen des Oxyhæmoglobin; es war also nicht zu einer nachweisbaren Bildung von Methämoglobin gekommen.

Besondere krankhafte Erscheinungen wurden an dem Versuchsthiere nicht beobachtet. Ueber den Sectionsbefund habe ich keine Notizen gemacht.

Ob in diesem Falle vielleicht während der ersten 24 Stunden nach der Infusion eine Hämoglobinvermehrung des kreisenden Blutes bestanden hatte, muss zweifelhaft gelassen werden, da in dieser Zeit keine Blutprobe entnommen und untersucht wurde. Die erhaltenen Zahlen ergeben nach 24 Stunden eine Abnahme des Hämoglobingehaltes, 2 Tage nach der Infusion wieder eine Zunahme, ohne die ursprüngliche Höhe zu erreichen, und nach drei Tagen eine erhebliche Verminderung. Die Trockenrückstände zeigen eine continuirliche Abnahme.

Versuch III.

Kaninchen; 2350 gr schwer. Probe von 3,4 gr aus r. jug. ext 40—45 ccm frisches, dfbr., colirtes Blut eines anderen gesunden Kaninchens (= 1,83 % des Kgw.) in die Bauchhöhle injicirt.

Datum.	Zahl der Tage nach der Infusion.	Blutproben in gr.	Procente des Hgl-gehaltes derselben.		Hgl-gehalt der einzelnen Proben in Procenten der Anfangsbestimmung.	
			Bestimmung a)	Bestimmung b)	für Best. a)	für Best. b)
19. VII	—	3,4 (jug. ext. dextra)	16,34	16,79	100	100
21. VII	2	0,7 (saphena magna)	17,18	17,18	103,7	103,7
23. VII	4	5,4 (jug. ext. sin.)	14,98	15,05	90,4	90,9

Thier später zu anderen Versuchszwecken getödtet. Sectionsbefund unbekannt.

Versuch IV.

2. VIII. Kaninchen I; 2110 gr schwer. 10 ccm aus jug. ext. d. + 10 ccm aus carotis d. abgelassen, dfbr. und colirt.

Kaninchen II; 2260 gr schwer. 20 ccm. aus jug. ext. d. abgelassen. Dieses Blut wird dfbr., colirt und mit dem Blute von Kaninchen I vermischt dem Kaninchen II in die Bauchhöhle injicirt; ca 35 ccm = 1,55 % des Kgw.

Datum.	Zahl der Tage nach der Infusion.	Gewicht der Thiere in gr.	Blutproben in gr.	Procente des Hgl-gehaltes derselben.	Hgl-gehalt der einzelnen Proben in Procenten der ersten Bestimmungen.
2. VIII	—	I. 2110 II. 2260	1) 1,6 (I) 1) 1,5 (II) (v. Aderlassblut)	12,0 7,7	100 100
3. VIII	1	I. 2010 II. 2185	2) 1,3 (I) 2) 1,7 (II) (aus Hautvenen)	11,6 9,1	96,6 118,1
4. VIII	2	I. 2100 II. 2150	3) 1,4 (I) 3) 1,3 (II) (aus Hautvenen)	10,28 7,20	85,6 93,5

Die römischen Zahlen der Tabelle dienen zur Unterscheidung der beiden Versuchsthiere.

Es sind in diesem Versuche während 3 Tagen vergleichende Hämoglobinbestimmungen ausgeführt worden bei zwei Kaninchen, von denen dem einen nur ein Aderlass, dem anderen dagegen ein Aderlass mit nachfolgender peritonealer Infusion von beinahe der doppelten Menge des abgelassenen Blutes gemacht war. Die Trockenrückstände der einzelnen Proben konnten leider aus äusseren Gründen nicht bestimmt werden, auch beeinträchtigt der auffallende Unterschied in den ursprünglichen Hämoglobinzahlen einigermassen den Werth der gewonnenen Procentziffern. — Wenn wir jedoch dieselben ohne Rücksicht auf diese Mängel in Worte übersetzen, so fand sich bei dem ersten Thiere eine geringe, fortschreitende Verminderung des Hämoglobingehaltes in den

3 ersten Tagen nach dem Aderlasse, in Uebereinstimmung mit sonstigen Angaben über die Wirkung von Blutentziehungen. Bei dem zweiten Thiere erhalten wir, wenn wir von einer Gesammtblutmenge, wie sie vor den Operationen bestand, den Hämoglobingehalt des Aderlassblutes in Abzug bringen und den des infundirten Blutes hinzurechnen, eine kleinere Zahl für den resultirenden Hämoglobinwerth, als sie bei Probe 2) gefunden wurde. Wie gesagt, es kam nur darauf an, den Sinn der erhaltenen Zahlen auszusprechen; besondere Schlussfolgerungen lassen sich auf diesen nicht vorwurfsfreien Versuch kaum gründen.

Die mitgetheilten Experimente hatten ergeben:

1) die Unschädlichkeit der peritonealen Transfusion von eigenartigem Blute für die betreffenden Thiere;

2) in Uebereinstimmung mit den Trockenrückständen in drei von vier Fällen eine die Fehlergrenzen der angewandten Methode mehr oder weniger weit überragende Zunahme des procentischen Hämoglobingehaltes des eigenen Blutes der Versuchsthiere nach den Transfusionen;

3) in 3 Fällen ein wesentliches Sinken der Hämglobin- und Trockenrückstandswerthe des eigenen Blutes 1—3 Tage nach erfolgter Infusion.

Sowohl in Bezug auf Uebereinstimmung unter sich, als auch verglichen mit den exacten Zahlen, welche z. Bsp. Bizzozero und Golgi erhalten hatten, konnte das Resultat dieser unserer Versuche als ein befriedigendes nicht bezeichnet werden. Jene Autoren hatten allerdings erheblich grössere Blutmengen zu den Transfusionen verwandt, und dann machte es doch entschieden den Eindruck, als wenn die geringe Widerstandsfähigkeit der als Versuchsthiere benutzten Kaninchen für die Inconstanz der Resultate verantwortlich gemacht werden müsste. Ich glaubte desshalb das in den 3 letzten Versuchen beobachtete Eintreten von Blutverdünnung auf die mehrfachen, in 24 stündigen Pausen vorgenommenen kleinen Blutentziehungen und die damit verbundene, mehr oder weniger ausgesprochene Wundeiterung beziehen zu müssen, unternahm daher keine weiteren Versuche an Kaninchen, sondern wählte Hunde zu den folgenden Experimenten.

b. Eigene Versuche an Hunden.

Versuch V.

6. V. 84[1]) Nachmittags. Einem Hunde von 8150 gr Gewicht (berechnete Blutmenge = 627 gr) werden 2,5 gr Blut aus der linken ven. saph. parv. mittelst Glascanüle abgelassen; dabei Verlust von 3 gr. Excision des betr. Venenstückes; Wundirrigation mit 1 °/₀₀ Sublimatlösung, Naht. Einstich in die linke Seite des Bauches mit vergoldeter Canüle. Infusion von 110 ccm (= 1,3 °/₀ des Kgw.) frischen Hundeblutes, welches dfbr., colirt und etwas erwärmt war. Langsames Einfliessen; Schmerzäusserung; vollkommenes Wohlbefinden nach der Infusion.

Datum	Zahl der Tage nach der Infus.	Blutproben in gr.	Proc. des Hgl-gehaltes derselben.	Proc. der Trrst. derselben.	Hgl-gehalt der einzeln. Proben in Proc. der ersten Bestimmung.	Dasselbe für die Trrst.	Temperatur, Abends.	Bemerkungen.
6. V	—	2,5 (saph. parv. sin.)	16,59	20,01	100	100	—	—
7. V	1	—	—	—	—	—	39,6	Thier sehr munter.
8. V	2	2 (saph. parv. d.)	17,56	21,24	105,8	106,1	39,3	—
9. V	3	—	—	—	—	—	38,8	Keine Eiterung.
10. V	4	3,0 (saph. parv. sin.)	16,29	19,88	98,2	99,3	39,6	—
12. V	6	3,6 (saph. parv. d.)	17,67	20,88	102,9	104,3	40,2	—
13. V	7	—	—	—	—	—	39,45	—
15. V	9	—	—	—	—	—	39,5	—
21. V	15	3,0	16,14	20,137	97,3	100,6	—	Anfangsblut des Aderlasses s. unten.

1) Die Untersuchung musste wegen Krankheit fast ein Jahr lang unterbrochen werden.

Am 21. V wurden dem Thiere 250 ccm Blut aus der r. Carotis abgelassen. Zwischen dem Anfange und dem Ende der Entleerung lagen etwa 5 Minuten. Es wurde von dem zuerst und zuletzt ausfliessenden Blute je eine Probe zu 3,0 und 3,3 gr aufgesammelt, dfbr., vom Fibrinniederschlage abgegossen und auf Hgl-gehalt und Trrst untersucht. Die erhaltenen Zahlen waren folgende:

Probe 1) vom Anfange der Entleerung.		Probe 2) vom Ende der Entleerung.	
% Hgl.	% Trrst.	% Hgl.	% Trrst.
16,14	20,137	15,385	19,67

Das Thier war während des Aderlasses sehr unruhig, heulte viel und zeigte einzelne krampfähnliche Zuckungen. Die entleerte Blutmenge betrug etwas mehr als 3 % des früher bestimmten Kgw. und zwischen 1/2 und 1/3 der damals berechneten Blutmenge. Es wurden dem Thiere durch eine vor der Entleerung in die jug. ext. d. eingebundene Canüle 300 ccm erwärmter 0,6 %iger Chlornatriumlösung, welcher einige Tropfen Natronlauge zugesetzt waren, mittelst Trichter und Schlauch infundirt. Leichtes Einfliessen; keine besonderen Erscheinungen. Das Thier, in den ersten Tagen nachher etwas matt, erholt sich vom 4. Tage an vollständig und wurde später zu anderen Versuchszwecken getödtet.

Die beobachtete Abnahme des Hämoglobingehaltes und des Trockenrückstandes des Aderlassblutes während des Ausfliessens aus dem Gefässe stimmt mit früheren Angaben überein, wie sie z. Bsp. von Tolmatscheff[1]) vorliegen.

Der soeben beschriebene erste Versuch an einem Hunde hat eclatante Zahlen nicht ergeben, es war 2 Tage nach der Infusion allerdings eine geringe Steigerung des Hämoglobingehaltes und des Trockenrückstandes eingetreten, dann folgte aber schwankendes Verhalten zwischen ganz geringer Ab- und Zunahme dieser Werthe. Es wurde nach diesem Ergebnisse beschlossen, eine grössere Blutmenge zu transfundiren.

Versuch VI.

Hund; 9550 gr schwer; Blutmenge = 734,6 gr. Probe aus r. saph. parv. von 3 gr. Infusion von 240 ccm dfbr., colirten und erwärmten Blutes von dem letzten Versuchsthiere in die Bauchhöhle, = 2,51 % des Kgw. Langsames Einfliessen; Thier heult dabei andauernd; nachher absolut munter. Hgl-gehalt des infundirten Blutes (Mittel der beiden

1) Notiz über den Einfluss wiederholter Aderlässe auf die Ernährung. Medic.-chemische Untersuch., herausg. v. F. Hoppe-Seyler 3tes Heft, S. 396; Berlin 1868.

Bestimmungen S. 34) = 15,76 %. Die Summe des Hgl-gehaltes des vorhandenen und infundirten Blutes würde bei gleichbleibender Gesammtblutmenge einen Procentgehalt an Hgl von 20,02 ergeben.

Datum.	Zahl der Tage nach der Infusion.	Blutproben in gr.	Procente des Hgl-gehaltes derselben.	Procente der Trrst. derselben.	Hgl-gehalt der einzelnen Proben in Procenten der ersten Bestimm.	Dasselbe für die Trrst.	Temp. Abds.	Bemerkungen.
21. V	—	3 (saph. parv. d.)	14,87	18,59	100	100	—	
22. V	1	—	—	—	—	—	40,1	
23. V	2	3,3 (saph. parv. sin.)	16,127	20,98	108,4	112,8	40,2	Wunde eitert etwas.
24. V	3	3,3 (saph. parv. d.)	18,19	21,64	122,3	116,4	39,5	
26. V	5	1,4 (saph. parv. sin.)	15,66	19,62	105,3	105,5	—	Kaum Eiterung.
29. V	8	2,3 (Hautvene der l. Ellenbeuge.)	15,197	18,87	102,1	101,5	40,6	Wunden verklebt.
2. VII	42	2,9 (r. Carotis, Aderlassblut.)	14,28	18,99	96,0	102,1 (?)	—	

Am 2. VII wurden dem Thiere aus der r. Carotis 150 ccm Blut entzogen, aus welchen sich beim Schlagen ein sehr reichliches Fibringerinsel ausschied. Eine annähernde Bestimmung ergab 0,387 % Fibrin. Die unter dem 2. VII in der Tabelle aufgeführte Blutprobe wurde diesem Gesammtaderlassblute entnommen, ihr Gehalt an Hgl und Trrst ist also

im Vergleich zu den früheren Proben, welche das zuerst aus der Ader abgelassene Blut darstellen, nach den S. 34 angegebenen Bestimmungen etwas zu niedrig ausgefallen. — Das Thier erholte sich sehr schnell nach dem Aderlasse und wurde später zu anderen Versuchszwecken getödtet.

Versuch VII.

Hund; 5540 gr schwer; berechnete Blutmenge = 426 gr. Probe von 2 gr aus saph. parv. d. abgelassen. Infusion von 132 ccm vom vorigen Versuchsthiere in die linke Seite des Bauches = 2,38 % des Kgw. Mässig leichtes Einfliessen; Thier nach der Operation munter. Das infundirte Blut enthielt 14,28 % Hgl.

Datum.	Zahl der Tage nach der Infus.	Blutproben in gr.	Procente des Hgl-gehaltes derselben.	Procente der Trrst. derselben.	Hgl-gehalt der einzelnen Proben in Proc. der ersten Bestimm.	Dasselbe für die Trrst.	Temp. Abds.	Bemerkungen.
2. VII	—	2 (saph. parv. d.)	17,53	20,78	100	100	—	
3. VII	1	—	—	—	—	—	—	Hund munter.
4. VII	2	2,3 (saph. parv. sin.)	20,29	23,86	115,7	114,8	—	
5. VII	3	2 (1 ven. brach. sin.)	19,05	22,39	108,6	107,7	39,8	
7. VII	5	2,9 (saph. parv. sin.)	18,88	21,95	107,7	105,6	—	Theilweise Wundeiterung.
9. VII	7	2,5 (saph. parv. d.)	18,60	22,55	106,1	108,5	—	Thier munter, geringeEiterung.

Wenn man den Hgl-gehalt des infundirten Blutes der vor der Infusion vorhandenen Hgl-menge hinzurechnet, so würde dies einen Gesammtgehalt des circulirenden Blutes von 21,9 % Hgl ergeben. Das Thier blieb noch längere Zeit am Leben und wurde später zu anderen Versuchszwecken getödtet.

Aus den beiden vorhergehenden Experimenten (VI und VII), bei welchen bis auf die jedesmalige letzte Bestimmung eine vollkommene Symmetrie zwischen den Hämoglobin- und Trockenrückstandswerthen besteht, geht mit Evidenz hervor, dass vom Bauche her resorbirte Blutmengen, welche 2,5 % des Körpergewichtes nicht zu übersteigen brauchen, eine nicht unerhebliche Steigerung des Hämoglobingehaltes des circulirenden Blutes erzeugen, deren Maximum auf den 3—4. Tag nach der Infusion fiel, und welche sich noch bis zum 8. bezw. 7. Tage nachweisen liess. Bei Versuch VI war nach 42 Tagen eine sehr geringe Verdünnung des Blutes eingetreten; wie bereits erwähnt wurde, ist die betreffende Zahl für den Hämoglobingehalt wahrscheinlich ein wenig zu niedrig ausgefallen.

Es wurden keine weiteren Bestimmungen ausser den angeführten bei den Versuchsthieren gemacht, weil nach den an Kaninchen gewonnenen Erfahrungen vorausgesetzt werden musste, dass zu zahlreiche Operationen zum Zwecke der Blutentziehungen den Gesundheitszustand der Thiere ungünstig beeinflussen würden.

Bei den bisher mitgetheilten, an Hunden ausgeführten Experimenten waren die Infusionen immer am intacten Thiere vorgenommen worden. — Es schliesst sich hier noch ein Versuch an, bei welchem einem Hunde ein Aderlass gemacht und die entnommene Blutmenge nach Defibrinirung demselben Thiere in die Bauchhöhle injicirt wurde.

Versuch VIII.

9. VII. Hund; 7300 gr schwer. Berechnete Blutmenge = 561,5 gr. 140 ccm = 1,917 % des Kgw. = 1/4 der berechneten Blutmenge aus r. jug. ext. abgelassen, dfbr. und in die Bauchhöhle infundirt. Von dem Blute wurde am Anfang und Ende des Ausfliessens aus der Ader je eine Probe aufgefangen, dfbr. und untersucht.

Datum.	Zahl der Tage nach der Infus.	Blutproben in gr.	Procente des Hgl-gehaltes derselben.	Procente der Trrst. derselben.	Hgl-gehalt der einzelnen Proben in Procenten der ersten Bestimm.	Dasselbe für die Trrst.
9. VII	—	a) 2,3	17,408	21,68	100	100
		b) 2,1 (Aderlassblut.)	16,78	20,46	96,4	94,4
10. VII	1	2 (saph. parv. d.)	15,66	19,30	89,95	89,0
11. VII	2	2,3 (saph. parv. sin.)	15,72	19,02	90,3	87,7
12. VII	3	2,4 (saph. parv. d.)	14,07	18,68	80,8	86,1
14. VII	5	2 (saph. parv. sin.)	14,60	19,65	83,3	90,6

Dieser Versuch steht zu isolirt da, als dass wir daraus weitgehende Schlüsse zu machen berechtigt wären. Nach den Untersuchungen von Bizzozero und Salvioli [1]) beläuft sich der Grad der Hämoglobinabnahme, welche, wie zahlreiche frühere Arbeiten bestätigt haben, während mehrerer Tage nach Aderlässen eintritt, auf jede 1 % des Körpergewichtes betragende Portion der entzogenen Blutmenge 11,14 % des ursprünglichen Hämoglobingehaltes. Wenn wir diese Erfahrung auf unseren letzten Versuch anwenden, so hätten wir zu irgend einer Zeit kurz nach dem Aderlasse ohne nachfolgende Transfusion eine Verminderung des Hämoglobingehaltes um 21,3 % erwarten müssen, welches einer Verhältnisszahl in Procenten der ersten Bestimmung von 78,7 entsprechen würde. Wenn nun in den ersten Tagen nach dem Aderlasse und der Infusion um etwa 10 % höhere Werthe gefunden wurden, so ist dies vielleicht auf eine relative Zunahme des Hämoglobingehaltes durch Blutresorption vom

[1]) Archiv. per le scienze mediche 4, 273, 1880 und Moleschott's Untersuchungen, 12. Band, S. 611, 1881.

Bauche aus zurückzuführen. In den folgenden Tagen combinirte sich dann die durch den Aderlass bedingte progrediente Anämie mit dem Wiederabsinken der durch die Infusion hervorgerufenen Hämoglobinzunahme, wie sie in den früheren Versuchen beobachtet wurde. Immerhin sind die gewonnenen Zahlenwerthe auffallend niedrig und sprechen für eine schnelle Ausscheidung des resorbirten Blutes aus der Gefässbahn. Hämoglobinurie trat auch bei diesem Thiere nicht ein.

Es wurde nur bei einzelnen der obigen Experimente die ganze Section vorgenommen. Ich habe bei den secirten Thieren, ebenso wie bei später zu erwähnenden Versuchen, einige Tage nach den peritonealen Transfusionen niemals etwas Abnormes in Bezug auf Inhalt oder Beschaffenheit der Serosa im Bauche constatiren können.

III. Die Untersuchungen von Hayem.[1])

Bevor wir uns zu einigen zusammenfassenden Bemerkungen über das im Vorigen Mitgetheilte wenden, verdient eine neuerdings, nach Abschluss obiger Versuche, von Hayem gemachte, sehr interessante Beobachtung besondere Erwähnung. In der Absicht, das Vorhandensein des in die Bauchhöhle infundirten Blutes innerhalb der Gefässbahn direct sichtbar zu machen, injicirte Hayem jungen Ziegen das Blut von Hunden intraperitoneal. Die rothen Blutkörperchen der Ziege sind beinahe doppelt so klein, als die des Hundes, und die letzteren lösen sich in dem Serum der Ziege nur ganz allmählich. Es war also zu erwarten, dass man die Hundeblutkörperchen nach der Infusion in den Bauchraum innerhalb des Ziegenblutes microscopisch würde nachweisen können. In der That gelang dieses.

Bei einer jungen Ziege, welche 30 Stunden nach peritonealer Infusion von (dfbr?) Hundeblut getödtet war, liessen sich zahlreiche Hundeblutkörperchen in allen Gefässen, im ductus thoracicus und in den Drüsen, welche die Lymphge-

[1]) Compt. rend. XCVIII, p. 749.

fässe des Peritoneum zu passiren haben, demonstriren. — Damit war also der directe Beweis geliefert, dass die rothen Blutkörperchen vom Bauche her in die Blutbahn übergehen und hier eine Zeit lang unverändert nachzuweisen sind.

IV. Zusammenfassung der eigenen Versuche.

Wenn wir jetzt, unter Beiseitelassung der eigenen, an Kaninchen ausgeführten Experimente, über welche bereits oben eingehender gesprochen wurde, die Resultate der 3 ersten, an Hunden vorgenommenen peritonealen Transfusionen (Versuch V—VII) überblicken, so haben dieselben unzweifelhaft ergeben, dass bei gesunden Thieren eigenartiges, in die Bauchhöhle eingespritztes Blut eine Erhöhung des Hämoglobin- und Trockenrückstandsgehaltes des circulirenden Blutes bewirkt. Das Maximum der Hämoglobinvermehrung betrug 22,5 % der ursprünglichen Menge. Die Aenderungen in den Hämoglobinwerthen und den Trockenrückständen verliefen im Allgemeinen vollkommen parallel. Die Vermehrung wurde bis zum 9. Tage nach erfolgter Transfusion festgestellt; eine im ersten Falle (Versuch V) am 16., im zweiten (Versuch VI) am 43. Tage ausgeführte Bestimmung hatte eine sehr geringe Verminderung der Anfangswerthe (3—4 %) ergeben.

Im Wesentlichen befinden sich die Ergebnisse dieser 3 Versuche in Uebereinstimmung mit den Angaben der unter B I citirten Autoren. Es wurden in unseren Experimenten geringere Mengen Blutes infundirt, und erklärt sich wohl hauptsächlich daraus der geringere Procentsatz der gefundenen Hämoglobinzunahme. Ferner sind für das weniger lange Andauern der Vermehrung und auch für die beobachtete leichte Verminderung wohl der ungünstige Einfluss der für die jedesmaligen Blutentziehungen nothwendigen Operationen sowie die zuweilen eingetretene Eiterung der Wunden verantwortlich zu machen.

Bei künstlich anämisch gemachten Thieren ist natürlich der Effect der peritonealen Bluttransfusion bedeutend schwieriger zu bestimmen, weil jedesmal die Veränderungen des

Gesammtblutes durch den Aderlass mit in Betracht gezogen werden müssen. — Wenn es auch, in Uebereinstimmung mit den in der Litteratur vorliegenden Angaben (auch solcher über die vasale Transfusion), von vornherein wahrscheinlich ist, dass die Wirkung der Blutinfusion in die Bauchhöhle auf anämische Thiere mutatis mutandis dic gleiche ist, wie auf gesunde, so sind doch einige Anhaltspunkte dafür vorhanden, dass die in das verdünnte Blut aufgenommenen rothen Blutkörperchen leichter wieder ausgeschieden werden, als wenn sie sich in normalem Blute befinden.

C. Welche Veränderungen erfährt das in die serösen Höhlen infundirte, defibrinirte Blut?

I. Vorbemerkungen.

Nach den in dem vorigen Abschnitte berichteten Versuchsergebnissen drängte sich zunächst die Frage auf: welche Veränderungen erleidet das in der Bauchhöhle und anderen serösen Höhlen befindliche Blut während der allmählich erfolgenden Resorption? — Es ist von hohem practischem Interesse, zu erfahren, wie sich in dieser Richtung einmal traumatische Blutergüsse, also ganzes Blut, uud dann künstlich injicirtes, ganzes oder defibrinirtes Blut verhalten.

Wenn wir die über diese Frage niedergelegten klinischen Erfahrungen, gelegentliche experimentelle Beobachtungen und auch einige ad hoc unternommene Versuchsreihen zu Rathe ziehen, so genügen sie wohl zu einem allgemeinen Urtheil, aber von den einzelnen in Betracht kommenden Gesichtspunkten haben vorwiegend nur der Mechanismus der Resorption und die microscopisch dabei wahrnehmbaren Veränderungen des Blutes eine noch keineswegs abgeschlossene Bearbeitung gefunden. Speciell herrscht noch über die Bedingungen der Gerinnung von Blutergüssen in den serösen Höhlen, wie eingangs auseinandergesetzt wurde, manche Unklarheit, und die qualitativ- sowie quantitativ-chemischen Veränderungen des extravasirten oder von aussen injicirten Blutes sind bisher kaum Gegenstand der Untersuchung gewesen.

Die Frage, ob ganzes Blut, wenn es sich in eine seröse Höhle ergiesst, dortselbst gerinnt oder flüssig bleibt, und welches die Bedingungen für diese beiden Möglichkeiten sind, schien mir, wie auch bereits ausführlich erörtert ist, nach den von anderer Seite gemachten Erfahrungen einer experimentellen Prüfung nur sehr schwer zugänglich zu sein; ich habe mich desshalb darauf beschränkt, die Veränderungen des defibrinirten Blutes, wenn es in die Bauchhöhle, die Pleura oder die Gelenke injicirt wird, zu untersuchen.

Es würde wenig übersichtlich sein, wenn ich die Experimente in der Reihenfolge, in welcher sie angestellt wurden, hier aufzählen wollte. Von vornherein war zu erwarten, dass die Dauer des Aufenthaltes des Blutes in den betreffenden Höhlen das wichtigste Moment für die erfolgenden Veränderungen sein würde, und so suchte ich auch bei den Versuchen — allerdings ohne eine bestimmte Regelmässigkeit — wesentlich diese Bedingung zu variiren.

Aus einer grösseren Versuchsreihe liess sich denn auch ein bestimmtes, gesetzmässiges Verhältniss zwischen dem Grade der Veränderung und der Dauer des Verweilens des Blutes in den serösen Höhlen ableiten. Im Allgemeinen schien sich die Sache so zu verhalten, dass anfangs eine von Seiten der betheiligten serösen Membran erfolgende Transsudation über die Resorption überwiegt und dadurch zunächst eine Verdünnung des injicirten Blutes herbeigeführt wird, dass dann aber nach einiger Zeit die Transsudation zurücktritt und durch vermehrte Resorption, wobei der flüssige Theil schneller als der corpusculäre verschwindet, eine Eindickung des Blutes zu Stande kommt. Für einzelne, von diesem allgemeinen Schema etwas abweichende Versuchsresultate, schien mir in den betr. speciellen Bedingungen eine plausibele Erklärung gegeben zu sein.

Bei den verschiedenen Experimenten war, von ganz zufälligen äusseren Verhältnissen abhängig, einmal eigenes Blut den Thieren infundirt worden, andere Male Blut von einem anderen Individuum derselben Species. Es war auf diesen Unterschied gar kein besonderer Werth gelegt worden, da ich nur durch die Anämie, welche im Falle der Injection von eigenem Blute gleichzeitig vorhanden war, eine etwas schnellere Resorption erwarten zu dürfen glaubte.

Als ich jedoch, in der Absicht, die Untersuchung vorläufig abzuschliessen, die Experimente nach der Zeit des Verweilens des Blutes in den serösen Höhlen zusammenstellte, fiel mir auf, dass zufällig bei den Versuchen mit Einspritzung von eigenem Blute die Thiere schon nach wenigen Stunden getödtet waren, und dass dann eine Verdünnung des infundirten Blutes gefunden war, während nach Benutzung von Blut anderer Individuen derselben Species die Versuche meist erst nach 24 Stunden beendet waren und dann eine Eindickung des Blutes ergeben hatten — mit Ausnahme von einem Fall, bei welchem eigenes, in die Pleura infundirtes Blut nach 24 Stunden erheblich verdünnt gefunden wurde.

So auffallend und von vornherein unwahrscheinlich es nun auch erscheinen mochte, dass in Bezug auf die Veränderungen des infundirten Blutes Unterschiede zwischen dem eigenen Blute des Versuchsthieres und dem eines anderen Individuums derselben Species bestehen sollten, so schien mir die Sache doch einiger Controlversuche werth zu sein, zumal da man hoffen konnte, dass der im ersteren Falle gleichzeitig vorhandenen Anämie doch eine grössere Bedeutung zukomme, als ursprünglich angenommen wurde, und dass auf diesem Wege eine befriedigende Erklärung für die abweichenden Resultate zu finden sei.

Ich theile zunächst die direct zur Entscheidung dieser Frage zu verwerthenden Experimente der ersten Versuchsreihe und die sich daran anschliessenden späteren Controlbestimmungen mit, nachdem erst einige Bemerkungen über die bei allen folgenden Versuchen angewandten Methoden hier ihren Platz gefunden haben.

II. Die Methoden der Untersuchung.

Als Versuchsthiere dienten Kaninchen und Meerschweinchen. Das zu injicirende Blut wurde den Versuchsthieren selbst — «eigenes» —, oder einem anderen Individuum derselben Species — «eigenartiges fremdes»[1]) — aus der rechten Carotis entnommen. Das Blut spendende Gefässstück wurde doppelt unterbunden und excidirt, die Hautwunde durch Nähte geschlossen. Das defibrinirte Blut wurde ohne vorherige

[1]) Im Gegensatz zu «fremdartigem» = Blut von einem Thier einer anderen Species.

Colirung oder Erwärmung mittelst einer vergoldeten Metallcanüle, an welcher ein Schlauch und Trichter angesetzt waren, oder einer Pravaz'schen Spritze mit dicker Canüle und 2 gr Inhalt in die linke Seite der Bauchhöhle oder in die rechte Pleurahöhle in der Axillarlinie, ohne vorhergehende Spaltung der Haut, unter möglichster Vermeidung von Lufteintritt, infundirt. Das Blut befand sich so während des Schlagens und während der Besorgung der Halswunde bezw. des Aufbindens des zur Infusion bestimmten Thieres etwa 10 Minuten mit der Luft in Berührung. Die Thiere wurden sofort nach beendeter Infusion losgebunden und frei herumlaufen gelassen.

Bei den Operationen verfuhr ich mit möglichster Reinlichkeit; von Antisepticis kam nur eine 1 ‰ ige Sublimatlösung zur Berieselung der Halswunden in Anwendung.

Von dem frisch defibrinirten Blute wurde eine Probe von ca 2 gr in ein luftdicht verschliessbares kleines Glasröhrchen gebracht, gewogen und zur weiteren Untersuchung aufbewahrt. Zur Prüfung der Veränderungen des injicirten Blutes dienten z. Th. durch Punctionen gewonnene Proben; in der Mehrzahl der Fälle wurden die Thiere, nachdem das Blut die beabsichtigte Zeit in den serösen Höhlen verweilt hatte, durch Verblutung aus einer Carotis oder Genickschlag getödtet, und dann eine Probe des vorgefundenen Blutes untersucht.

Für den möglichen Einwand, dass während des Verblütens und durch dasselbe noch eine bemerkenswerthe Veränderung des injicirten Blutes eintreten würde, konnte ich durch Vergleichung der Resultate mit durch Genickschlag der Thiere beendeten Versuchen keinen Anhaltspunkt gewinnen.

Nach Tödtung der Thiere wurde sofort die Bauch- bezw. Brusthöhle geöffnet und das noch darin enthaltene Blut mit einer Pravaz-Spritze ausgesaugt oder ausgeschöpft. Auch davon wurde eine Probe in derselben Weise wie oben (1—2 gr im Durchschnitt) aufbewahrt. An die Eröffnung der betr. Höhle schloss sich gewöhnlich die weitere Section der Bauch- und Brustorgane und die microscopische Untersuchung des vorgefundenen Blutes an.

Der Hämoglobingehalt der beiden Blutproben wurde durch Farbenvergleichung nach der Methode von Hoppe-Seyler bestimmt. Mehrmals war es nothwendig, die mit Wasser verdünnten Proben vor der Bestimmung 24 Stunden stehen zu lassen, wenn sich in der zweiten Probe Gerinsel bildeten, welche sich nur langsam ganz entfärbten. Der häufig wiederkehrende Hämoglobingehalt der ersten Proben von 10 % ist nicht durch Vergleichung mit Normalhämoglobinlösung gewonnen, sondern als Ausgangspunkt für die weiteren Bestimmungen in dieser Höhe angesetzt worden; die zweite und die folgenden Proben wurden dann mit der ersten verglichen, und nach ihr wurde die Berechnung ausgeführt. Wo für die erste Probe ein höherer Hämoglobinwerth figurirt, beziehen sich die für alle Proben des betr. Versuches angegebenen Zahlen auf eine Normalhämoglobinlösung. Endlich wurden von der verdünnten Blutflüssigkeit der einzelnen Proben je 50 ccm in einer offenen Glasschale eingedampft, bei 110—120° bis zu constantem Gewichte getrocknet und daraus der procentische Trockenrückstand berechnet.

III. Welche Veränderungen erfährt das defibrinirte Blut nach ca 24stündigem und längerem Verweilen in der Pleurahöhle?

1. Versuche mit Infusion von «eigenartigem fremdem» Blute in die rechte Pleurahöhle bei Kaninchen. (Eine tabellarische Zusammenstellung dieser Versuchsgruppe siehe Tabelle I.)

Versuch IX.

Kaninchen; 1890 gr schwer; Infusion von 28 ccm eigenartigen fremden Blutes[1]) (= 1,48 % des Kgw.) mittelst Metallcanüle in die r. Pleurahöhle. Leichtes Einfliessen. Gar keine abnormen Erscheinungen; Thier läuft sofort munter umher. Deutliche Dämpfung r. neben dem

[1]) Das Blut stammte von einem andern Kaninchen, welches durch Ablassen von 70 ccm Blut getödtet war. 8 Tage vorher waren diesem Thiere 60 ccm eigenartiges fremdes Blut in die Bauchhöhle infundirt worden; bei der Section wurde davon Nichts mehr vorgefunden. 6 Tage vor dem Tode waren ihm 25 ccm Blut ohne Schaden abgelassen worden. (s. Vers. X u. XX. S. 47 u. 74.)

Sternum. Der Hgl-Gehalt des injicirten Blutes wurde durch Vergleichung mit einer Normalhämoglobinlösung zu

11,02 %

gefunden, der Trrst betrug

13,75 %.

Nach 24 St. war eine Dämpfung nicht mehr nachzuweisen; Punction vorn rechts. Zuerst mehrfache vergebliche Versuche Flüssigkeit anzusaugen, dann Entleerung von ca 2 ccm Blut mit Pravaz aus dem hinteren Theil der Pleura. Nach reichlicher Berührung mit Luft Absorptionsstreifen des Oxyhämoglobin. Rothe Blutkörperchen (Blk.) nicht verändert, keine auffallende Vermehrung der weissen. Nach Verdünnung einer Probe des angesaugten Blutes bleiben kleine Gerinsel ungelöst, welche beim Schütteln zerbröckeln und sich langsam entfärben. Hgl-Gehalt des ausgesaugten Blutes, mit einer Probe des Blutes vor der Infusion verglichen, =

16,99 %,

Trrst = 16,22 %.

Also **Zunahme** für beide Werthe nach 24stündigem Verweilen des Blutes in der Pleura um 54 % (Hgl) und 18 % (Trrst).

Nach weiteren 24 St. vergeblicher Versuch, durch Punction Flüssigkeit aus dem Thorax zu entleeren. Thier verblutet; 60 ccm erhalten mit 11,83 % Hgl (Bestimmung wie zuletzt oben) und 14,85 % Trrst. Bei Rückenlage des Thiercadavers in den tieferen Theilen der r. Pleura 6—7 ccm flüssiges, venös gefärbtes Blut. R. Lunge: An mehrreren Stellen oberflächliche, kleine, runde, schwarz gefärbte Ecchymosen, vielleicht von Verletzungen mit der Canülenspitze herrührend. In der Umgebung der Injectionsstelle im subcutanen Gewebe kein flüssiges oder geronnenes Blut; nur leichte blutige Verfärbung. Ausgeschöpftes Blut enthält ausser intacten rothen Blk zahlreiche Schatten; keine besonders auffallende Vermehrung der weissen Blk. Nach Verdünnung mit Wasser keine Abscheidungen (Gerinsel).

Hgl-Gehalt (Bestimmung wie oben) = 29,07 %,

Trrst = 23,10 %.

Also **Zunahme** des Hgl-Gehaltes des injicirten Blutes in 48 St. um 164 %, des Trrst um 68 %.

Versuch X.

Kaninchen; ca 2000 gr schwer. 8 Tage, nachdem dem Thiere 25 ccm eigenartiges fremdes Blut in die Bauchhöhle eingespritzt waren (s. Vers. XX S. 74), Infusion von 60 ccm eigenartigen fremden Blutes (von Kan. Vers. IX) in die r. Pleura mit Metallcanüle. Thier läuft sofort munter umher; etwas beschleunigte Athmung. Das infundirte Blut enthält (mit Normal-Hgl-Lösung verglichen):

11,83 % Hgl,

14,85 % Trrst.

Nach 20 St. Thier sehr munter. Punctionsprobe von der vorderen Thoraxwand aus. 2 Oxy—, kein Methämoglobinstreifen.

16,69 % Hgl.

19,89 % Trrst.

Also **Zunahme** des Hgl um 41 %,

des Trrst um 34 %.

26 St. nach der Infusion 2. Punctionsprobe vom Rücken her. Spectrosc. Verhalten wie oben. Blut stark klumpig; die Klumpen lösen sich leicht beim Verdünnen mit Wasser; sie schliessen einige wenige Gerinsel ein, welche ungelöst bleiben, sich aber leicht entfärben.

18,80 % Hgl.

23,03 % Trrst.

Also **Zunahme** des Hgl um 59 % (gegen die erste Bestimmung),

des Trrst um 55 %.

44 St. nach der Infusion 3. Punctionsprobe vom Rücken her. Spectrosc. Verhalten wie oben. Erstarrt nach kurzer Zeit im Glasröhrchen, was bei den früheren Proben nicht der Fall gewesen war. Nach Verdünnung mit Wasser derbere, grössere Gerinsel, welche sich nur langsam, aber vollkommen entfärben.

11,85 % Hgl.

17,48 % Trrst.

Also war in dieser Probe gegenüber der letzten (2.) Probe eine Verminderung des Hgl-Gehaltes um 37 %; des Trrst um 24 % eingetreten. Im Vergleich zu der Zusammensetzung des Blutes vor der Infusion enthielt diese Probe **mehr**

0,1 % Hgl und

17,7 % Trrst.

68 St. nach der Infusion Mittags: An dem Thiere bisher keine abnormen Erscheinungen; 4. Punctionsprobe vom Rücken her wird erst nach mehreren vergeblichen Versuchen gewonnen. Gerinnt nicht in toto, enthält aber einige kleinere Gerinsel, welche bei Ausführung der Farbstoffbestimmung noch nicht alle vollständig entfärbt sind.

14,29 % Hgl.

19,38 % Trrst.

Also im Vergleich zu dem Blute vor der Infusion **Zunahme**

des Hgl-Gehaltes um 21 %,

des Trrst um 30 %.

Thier läuft nach der Punction umher, zeigt aber auffallende Dyspnoe; Abends gegen 10 Uhr Befinden nicht wesentlich verändert, stirbt im Laufe der Nacht.

Section: Ob in der r. Pleurahöhle Luft enthalten ist, bleibt zweifelhaft, da eine Eröffnung derselben unter Wasser, um das event. noch vorhandene Blut rein zu gewinnen, nicht erfolgt; jedoch lässt sich der weitere Befund nicht wohl anders erklären, als dass ein hochgradiger Pheumothorax bestanden hat. R. Pleurahöhle abnorm stark ausgedehnt;

Leber ganz in das r. Epigastrium und Hypochondrium herabgedrängt; Herz stark nach l. verschoben. Ca 10 ccm ganz dickflüssiges Blut in der r. Pleura; kein Metstreifen. An einzelnen Stellen der r. Lunge beginnende Infiltration; mehrere Blutpunkte auf der pleura pulm. d. In der l. Pleura 1 ccm blutig-seröse, trübe Flüssigkeit; Peritoneum feucht und glänzend. Bauchwunde verheilt; an dem in derselben adhärenten Netzzipfel etwas Eiter.

Das gewonnene Blut wird klumpig, gerinnt aber nicht eigentlich. Nach Verdünnung mit Wasser lösen sich die schwarz gefärbten Klumpen leicht, nur einige kleine Gerinsel bleiben ungelöst, die sich vollständig entfärben.

24,37 % Hgl.
26,53 % Trrst.

Also, im Vergleich zu dem infundirten Blute, **Zunahme**
des Hgl-Gehaltes um **106** %,
des Trrst um 78 %.

Das allgemeine Resultat dieses Experimentes soll im Zusammenhang mit den vorigen und den folgenden Versuchen später besprochen werden; hier mögen nur einige Bemerkungen über das auffallende Verhalten der 3. Punctionsprobe Platz finden. Wir sehen in den ersten 26 St. Hgl-Gehalt und Trrst des infundirten Blutes proportional zu der Dauer des Verweilens desselben in der Pleura ansteigen, dann tritt nach 44 St. (3. Punction) ein plötzliches Absinken der Werthe fast bis zu der ursprünglichen Grösse ein, worauf wieder ein allmähliches Ansteigen folgt.

Die einfachste und naheliegendste Erklärung ist, wie ich glaube, die folgende: Bei der 3. Punction hatte mit der Canülenspitze eine Verletzung der Lunge und intrapleuraler Erguss von einigen ccm Blut stattgefunden. Dieses Blut hatte sich zunächst nicht mit dem noch in der Pleura befindlichen infundirten Blute gemischt, sondern war für sich ausgesaugt worden. Die erhaltenen Zahlen entsprechen ziemlich genau den bei verschiedenen Versuchen für das circulirende Blut der Thiere gefundenen Werthen (auf dieselbe Normal-Hgl-Lösung bezogen); ausserdem spricht die schnell ausserhalb des Körpers eingetretene Gerinnung dafür, dass es sich hier um ganzes Blut handelte. Der vermuthlich in der Pleura flüssig gebliebene Rest des ergossenen Blutes mischte sich in den nächsten Stunden mit dem infundirten Blute, führte dadurch zuerst eine Verdünnung desselben herbei (Probe 4), wurde aber in der Folge mit ihm gemeinschaftlich weiter eingedickt (Probe 5). Durch die angenommene Lungenverletzung hatte sich ferner ein Pneumothorax gebildet, welcher den Tod des Thieres herbeiführte.

Versuch XI.

Mittelstarkes Kaninchen. Injection von 30 ccm eigenartigen fremden, dfbr. Blutes (von Thier Vers. XXV, s. Tab. VI) mit Pravaz in die r. Pleurahöhle, von je 2—3 gr in beide Kniegelenke. Zusammensetzung des injicirten Blutes:

10 % Hgl (s. S. 46),
16,79 % Trrst,
44,6 Blk in 1 Quadrat des Gowers'schen Zählapparates.[1])

Nach 47 St. Entnahme von 15—20 ccm aus r. Carotis, langsame Fibrinausscheidung beim Schlagen (= 69,1 Blk). Davon demselben Thiere 13 ccm in die l. Seite des Bauches mit Pravaz injicirt. Die ausgezogene Canülenspitze krumm gebogen, hatte gegen die Wirbelsäule angestossen. 1 St. später Tödtung durch Genickschlag.

Section: Bauchhöhle: Auf den Därmen sehr wenig Blut in sehr dünner Schicht vertheilt; keine freie Blutansammlung in irgend einem Theile des Peritoneums. Im kleinen Becken 1 kleines Gerinsel (s. S. 76); Hauptmasse des infundirten Blutes scheint in den l. M. psoas eingespritzt zu sein. Auf dem Schnitt im Muskel wenig flüssiges Blut, dagegen ist Blut in seine Substanz eingedrungen und mit derselben wie verfilzt. — R. Pleura: Ca 12 ccm dunkeles, flüssiges Blut; 2 grössere Ecchymosen auf der vorderen Lungenfläche. Ausgeschöpftes Blut enthält:

25,84 % Hgl (mit dem Blute vor der Inj. verglichen, dessen Hgl-Gehalt = 10 % gesetzt war),
29,01 % Trrst,
112,4 Blk u. s. w.

Rothe Blk unverändert; weisse, 1 auf mehrere hundert rothe, einzeln oder zu Gruppen von 3—5 zusammen.

Also **Zunahme** des Hgl-Gehaltes um 158 %,
des Trrst um 73 %,
der Blk-Menge um 152 %.

Betreffs des Resultates der Gelenkinjectionen s. Tab. VII S. 86.

Obwohl dieser Versuch durch die Btutentziehung 1 St. vor Tödtung des Thieres und die misslungene Injection in die Bauchhöhle gewisse Complicationen darbietet, so glaube ich doch nicht, dass dieselben einen wesentlichen Einfluss auf die uns hier interessirenden Veränderungen des in die

---

[1]) = Durchschnitt der Zählung von 10 Feldern, entspricht 4,460000 Blk in 1 cmm.

Pleura injicirten defibrinirten Blutes ausgeübt haben. Desshalb ist der Versuch auch an dieser Stelle eingereiht worden.

Es ist besonders hervorzuheben, dass die für den Hämoglobingehalt und für die Zahl der Blutkörperchen gefundenen Werthe in einem richtigen Verhältnisse stehen, sodass also die Vermehrung des Hämoglobin wirklich auf eine relative Mengenzunahme der Blutkörperchen zu beziehen ist.

Versuch XII.

(Aus der Reihe der Controlversuche s. S. 44.)

Mittelstarkes, männliches Kaninchen. Infusion mit Pavaz von ca 15 ccm eigenartigen fremden, dfbr. Blutes (einem normalen Thiere 20—25 Minuten vorher abgelassen) in die r. Pleura. Zusammensetzung:

10 % Hgl,
19,37 % Trrst.

Thier zeigt nach der Injection etwas beschleunigte Athmung, sonst nichts Besonderes. Nach 24 St. Tödtung durch Verbluten.

Section: Im Bindegewebe der r. Brustseite blutige Infiltration, wie es scheint, nur von einer ganz geringen Menge Blutes ausgehend. In der r. Pleura 6—7 ccm dickflüssiges, fadenziehendes Blut; etwa auf 100 rothe Blk 1 weisses; keine Gruppirung der letzteren. Im r. mittleren Lungenlappen eine oberflächliche, erbsengrosse, hämorrhagische Stelle (Stichverletzung ?). An der Pleura costalis einzelne hämorrhagische Flecken, wie von Blutfarbstoffimbibition herrührend.

Im Glasröhrchen wird das ausgeschöpfte Blut klumpig, zerfällt leicht beim Verdünnen und Schütteln mit Wasser; unter den rel. nicht sehr zahlreichen, ungelöst bleibenden, kleinen Flocken ganz wenige, derbere, kleine Klümpchen, welche sich schwieriger entfärben. Zusammensetzung:

13,27 % Hgl,
22,00 % Trrst.

Also **Zunahme** des Hgl-Gehaltes um 32,7 %,
des Trrst um 13,5 %.

Versuch XIII.

(Aus der Reihe der Controlversuche.)

Einem ziemlich starken Kaninchen werden 20 ccm Blut abgelassen, dann sofort dem Thiere 15 ccm eigenartiges fremdes Blut von einem Kaninchen, welches am Tage vorher geboren hatte, mit Pravaz in die r. Pleura injicirt. Das Blut hatte $^1/_4$ Stunde lang an der Luft bedeckt gestanden. Zusammensetzung:

10 % Hgl,
18,19 % Trrst.

Nach 24 St. (Thier bis dahin vollkommen munter) Tödtung durch Verblutung.

Section: Kaum Blut in den Weichtheilen der r. Brustseite enthalten. In der r. Pleura 6--8 ccm dickflüssiges, fadenziehendes Blut; keine Gerinsel. Mittlerer Lungenlappen etwas blauroth gefärbt, nicht deutlich infiltrirt. An der Pleura cost. einige hämorrhagische Stellen. Kleiner hämorrhagischer Fleck auf der Lungenoberfläche (Stichverletzung?).

Blutprobe gerinnt nicht, etwa auf 100—200 rothe Blk ein weisses; letztere nicht zu Gruppen angeordnet; keine Schatten. Im Glasröhrchen trennt sich das Blut in ein oberes, hellrothes, zähflüssiges und 3 untere, dunkelgefärbte, klumpige Viertel. Die Klumpen zerfallen leicht beim Verdünnen mit Wasser und enthalten nicht besonders viel kleine Flocken, welche sich schneller entfärben, als die sonst beobachteten eigentlichen Fibringerinsel. Zusammensetzung:

17,05 % Hgl,
26,12 % Trrst.

Also **Zunahme** des Hgl-Gehaltes um 70,5 %,
des Trrst um 43,6 %.

Dieser letzte Versuch unterscheidet sich dadurch von den früheren, dass bei ihm dem Thiere vor der Infusion von 15 ccm Blut in die rechte Pleurahöhle 20 ccm Blut abgelassen wurden, um zu entscheiden, ob ein vorhergegangener Aderlass einen Einfluss auf die Veränderungen des infundirten Blutes ausübt. Wie zu vermuthen war, äussert sich dieser nach den gewonnenen Daten in einer rel. schnelleren Eindickung des injicirten Blutes. Die Bedingungen des letzten Experimentes stimmen mit denen des nächstvorhergehenden bezüglich der injicirten Blutmenge und der Dauer des Verweilens derselben in der Pleura vollständig überein, so dass der um 28 % höhere Hämoglobingehalt und der um 26 % höhere Trockenrückstand des letzten Versuches nur auf den Einfluss des Aderlasses bezogen werden können.

Wenn wir die soeben mitgetheilten fünf Versuche (Nr. IX—XIII) mit Infusion von eigenartigem fremdem Blute in die rechte Pleurahöhle bei Kaninchen im Zusammenhange betrachten, so sehen wir, dass bei allen das infundirte Blut nach ca 24 Stunden eine erhebliche Zunahme des Hämoglobingehaltes und des procentischen Trockenrückstandes erfahren hatte, also eingedickt war. Im Einzelnen ergeben sich folgende Schlüsse:

Tabellarische Zusammenstellung der Versuche mit Infusion v

Nummer des Versuches.	Wie viel infundirt?	Zusammensetzung des inf. Blutes.	Wie lange in der Pleura?	Zahl der Punctionsproben.	Wie vi der S gefun
IX	28 ccm	11,02 % Hgl 13,75 % Trrst	24 St.	1te Probe (1,4 gr)	–
			48 St.	2te Probe	6—7
X	60 ccm	11,83 % Hgl 14,85 % Trrst	20 St.	1te Probe (1,8 gr)	–
			26 St.	2te Probe (1,8 gr)	–
			44 St.	3te Probe (1,6 gr)	–
			68 St.	4te Probe (1,7 gr.)	–
			88 St.	—	10 c
XI	30 ccm	10 % Hgl 16,79 % Trrst 44,6 Blk u. s. w.	48 St.	—	12 c
XII	15 ccm	10 % Hgl 19,37 % Trrst	24 St.	—	6—7
XIII	15 ccm	10 % Hgl 18,19 % Trrst	24 St.	—	6—8

…tigem fremdem Blute in die rechte Pleurahöhle bei Kaninchen.

I.

…sammensetzung …ses Blutes.	Dasselbe in Procenten der ersten Bestimmung.	Differenz der Procente der ersten Bestimmung.	Bemerkungen.
…6,99 % Hgl …6,22 % Trrst	154,1 117,9	+ 54,1 + 17,9	Keine auffallende Vermehrung der weissen Blutkörperchen; kleine Gerinsel, welche sich langsam entfärben.
…9,07 % Hgl …3,10 % Trrst	263,8 168,0	+ 163,8 + 68	Thier verblutet. Keine bes. auffallende Vermehrung der weissen Blutkörperchen; zahlreiche Schatten; keine Gerinsel.
…6,69 % Hgl …9,89 % Trrst	141,1 133,9	+ 41,1 + 33,9	Thier schon zu Vers. mit Infusion in die Bauchhöhle benutzt.
…8,80 % Hgl …3,03 % Trrst	158,9 155,1	+ 58,9 + 55,1	Einige wenige, sich leicht entfärbende Gerinsel.
…1,85 % Hgl …7,48 % Trrst	100,1 117,7	+ 0,1 + 17,7	Probe gerinnt; derbere grössere Gerinsel, welche sich nur langsam entfärben.
…4,29 % Hgl …9,38 % Trrst	120,8 130,5	+ 20,8 + 30,5	Probe gerinnt nicht in toto; einige kleinere, unvollständig entfärbte Gerinsel, Dyspnoe; Tod nach ca. 12 St.
…4,37 % Hgl …,53 % Trrst	206,0 178,6	+ 106 + 78,6	Blut klumpig; einige kleine, sich vollständig entfärbende Gerinsel. Todesursache: Lungenverletzung durch Punction Nr. 3 und Pneumothorax.
…5,84 % Hgl …,01 % Trrst …12,4 Blk	258,4 172,8 252,0	+ 158,4 + 72,8 + 152	Gleichzeitig Injection in beide Kniegelenke. Genickschlag; 1 St. vor dem Tode 15—20 ccm abgelassen; 13 ccm in die Bauchhöhle inf. — Auf mehrere hundert rothe 1 weisses Blutkörperchen; diese einzeln und in Gruppen zu 3—5.
…3,27 % Hgl …2,00 % Trrst	132,7 113,5	+ 32,7 + 13,5	Thier verblutet. — Blut aus Pleura klumpig, keine eigentl. Gerinnung; rel. nicht sehr zahlr. kleine Flocken, ganz wenige derbere kleine Klümpchen, welche sich schwieriger entfärben; etwa auf 100 rothe 1 weisses Blk, letztere nicht in Gruppen.
…7,05 % Hgl …6,12 % Trrst	170,5 143,6	+ 70,5 + 43,6	Vor Inf. 20 ccm abgelassen. — Thier verblutet. — Blut aus Pleura z. Th. klumpig; keine eigentl. Gerinnung; nicht bes. viel kleine Flocken, die sich schnell entfärben; etwa auf 100—200 rothe Blk 1 weisses, letztere nicht in Gruppen; keine Schatten.

a.

Der Grad der Eindickung nahm mit dem längeren Verweilen des Blutes in der Pleura continuirlich zu.

b.

Die Eindickung bestand im Wesentlichen in einer relativen Zunahme der rothen Blutkörperchen und dem entsprechend in einer Zunahme des Trockenrückstandes. Im normalen Blute kommen von den Gesammt-festen-Stoffen (Trockenrückstand) ungefähr $^2/_3$ auf die rothen Blutkörperchen, also muss eine relative Vermehrung dieser auch eine Zunahme des Trockenrückstandes bewirken.

c.

Da die infundirte Blutmenge nach Ablauf von 24 und mehr Stunden regelmässig erheblich vermindert angetroffen wurde, so war also die Eindickung das Ergebniss einer erfolgten Resorption, welche ihrerseits wesentlich das Blutserum betroffen hatte, obwohl auch auf eine evidente, wenn auch weniger energische Aufnahme der rothen Blutkörperchen aus Vergleichung der procentischen Zunahme des Hämoglobingehaltes mit der in der Pleura noch vorgefundenen Blutmenge mit Sicherheit zu schliessen ist.

d.

In den aus der Pleura ausgeschöpften Blutproben fanden sich regelmässig ziemlich zahlreiche farblose Blutkörperchen zwischen den intacten rothen, im Maximum wie $^1/_{100}$; ferner wurden fast immer mehr oder weniger zahlreiche kleine Flocken, bestehend aus lockeren Fibrinabscheidungen mit eingeschlossenen rothen und zahlreichen weissen Blutkörperchen, in den Proben gefunden, zuweilen auch kleine, derbere, eigentliche Fibringerinsel. Da nun das defibrinirte Blut — und nur solches wurde infundirt — nur sehr spärliche farblose Zellen enthält, so folgt aus dem angegebenen Befunde, dass von Seiten der Pleura in die infundirte Blutmasse hinein Auswanderung von zahlreichen Leucocythen und Erguss einer entsprechenden Menge von Exsudatflüssigkeit stattgefunden hatte, welche beide als die Ursache der lockeren oder derberen Gerinselbildung zu betrachten sind.

Hiernach hat das infundirte Blut unter der doppelten Einwirkung der Volumenabnahme durch Resorption seiner Bestandtheile und der Volumenzunahme durch Exsudation von Seiten der Pleura gestanden. Wie die gefundenen Zahlenwerthe zeigen, hat, wenigstens nach 24—48 Stunden, die Resorption bei weitem den grössten Antheil an den Veränderungen des Blutes gehabt und ausser der Verminderung der Gesammtmenge eine hochgradige Eindickung herbeigeführt.

e.

In den 4 ersten Versuchen (IX—XII) waren die intrapleuralen Blutinfusionen an normalen Thieren vorgenommen worden, im 5. Versuche (XIII) wurden dem betr. Kaninchen vor der Infusion von 15 ccm 20 ccm Blut abgelassen. Man hätte erwarten können, dass vielleicht in Folge des Aderlasses bei dem anämischen Thiere in gleicher Zeit eine grössere Menge des infundirten Blutes resorbirt würde, als bei dem gesunden Thiere. Die nach 24 Stunden in den beiden bezüglichen Parallelversuchen (XII und XIII) in der Pleura vorgefundenen Blutmengen scheinen, obwohl die betr. Zahlenwerthe in ccm nur durch ungefähre Schätzung gewonnen wurden, dafür zu sprechen, dass bei dem normalen Thiere in gleicher Zeit eine blutkörperchenreiche, bei dem zur Ader gelassenen Thiere eine ungefähr gleich grosse, blutkörperchenärmere Flüssigkeit zur Resorption gelangte. — Soviel ergeben die beiden Experimente evident, dass bei dem anämisirten Kaninchen in gleicher Zeit eine bedeutend stärkere Concentration des infundirten Blutes erfolgt ist, als bei dem normalen Thiere.

f.

Wenn wir uns eine annähernde Vorstellung davon machen wollen, inwieweit die einzelnen Bestandtheile des infundirten defibrinirten Blutes an der beobachteten Eindickung Theil genommen haben, so kann uns dazu die folgende Betrachtung dienen, welche zwar eine Anzahl etwas willkürlicher Voraussetzungen hat, aber uns doch zu einer Vergleichung der verschiedenen Versuchsresultate führen kann.

Ueber die procentische Vertheilung von Blutkörperchen

und Plasma im Kaninchenblute scheinen specielle Untersuchungen nicht gemacht zu sein. Unter der Annahme, dass diese Verhältnisse sich beim Kaninchen annähernd so verhalten, wie bei anderen daraufhin genauer untersuchten Thierblutarten, sagen wir: 100 Theile Kaninchenblut enthalten 34,5 Th. rothe Blutkörperchen — darin 13 Th. feste Stoffe, 21,5 Th. Wasser — und 65,5 Th. Plasma — darin 6,5 Th. feste Stoffe, 59 Th. Wasser. Das Gesammtblut würde also 19,5 % feste Stoffe (Trockenrückstand) enthalten, wovon ca $^2/_3$ auf die rothen Blutkörperchen, $^1/_3$ auf das Plasma kämen.

Als Beispiel für die aus dieser Annahme sich ergebenden Schlussfolgerungen wählen wir den Versuch XII, unter der weiteren Voraussetzung, dass das dort infundirte Blut (mit 10 % Hämoglobin und 19,37 % Trockenrückstand) als in dem obigen Sinne normal zusammengesetzt betrachtet werden kann. Dann entsprechen in diesem Blute 10 % Hämoglobin 34,5 % rother Blutkörperchen und 12,9 Th. Trockenrückstand (= $^2/_3$ des Gesammt-Trockenrückstandes des Blutes). Nach 24 stündigem Verweilen in der Pleurahöhle hatte das Blut die Zusammensetzung: 13,27 % Hgl und 22,00 % Trrst gewonnen. Aus dem Ansteigen des procentischen Hämoglobingehaltes berechnet sich eine Vermehrung der Blutkörperchenmenge auf 45,7 %, und diesen würden — vorläufig gleichen procentischen Gehalt an festen Stoffen für die Blutkörperchen des infundirten und eingedickten Blutes vorausgesetzt — 17 Th. des Gesammt-Trockenrückstandes zukommen. Es bleiben von dem für das eingedickte Blut gefundenen Trockenrückstand 5 Th. als Gehalt des Plasmas bezw. Serums dieses Blutes übrig. Wenn wir 45,7 % Blutkörperchen fanden, so entsprechen diesen 54,3 % Serum im eingedickten Blute; die übrig gebliebenen 5 Th. Trockenrückstand ergeben für dessen Serum einen procentischen Gehalt an festen Stoffen von 9,2. Für das Plasma bezw. Serum des oben in seiner durchschnittlichen Zusammensetzung angegebenen Blutes verschiedener Thierarten berechnen sich 9,9 % Trockenrückstand; für das Serum des Blutes in unserem Versuche XII vor der Infusion erhalten wir 9,8 % Trockenrückstand.

Wir kämen also durch diese Berechnung für den als Beispiel angezogenen Versuch XII zu dem Resultate, dass der nach 24stündigem Aufenthalte des Blutes in der Pleura gefundene vermehrte procentische Trockenrückstand wesentlich durch die relative Vermehrung der rothen Blutkörperchen bedingt ist, und dass die für das Serum des betr. Blutes und seinen Gehalt an festen Stoffen übrig bleibenden Werthe fast genau der Zahl entsprechen, welche für den Trockenrückstandsgehalt des Serumantheiles des Blutes vor der Infusion berechnet war.

Wenn wir die soeben erklärten 3 Werthe des Procentgehaltes des Serums an Trockenrückstand, berechnet

1) für das aus der Pleura entnommene Blut,

2) für das Blut vor der Infusion,

3) für das als normal angenommene Kaninchenblut,

auch bei den anderen Versuchen der letzten Gruppe bestimmen, so ergeben sich die folgenden Zahlen:

Tabelle II.

Versuchs-Nummer.	Nummern der einzelnen Blutproben.	Die soeben definirten procentischen Werthe. 1	2	3
IX	1	4,9	6,8	9,9
	2	Für die nach dem Hgl-gehalt berechnete Blutmenge werden schon mehr Procente an Trrst verlangt als gefunden wurden. (23,7: 23,1.)		
X	1	11,6	7,5	9,9
	2	16,2	7,5	9,9
	3	—	—	9,9
	4	12,8 (9,3)	8,7	9,9
	5	21,5 (9,4)	8,7	9,9
XI	1	1,9	8,5	9,9
XII	1	9,2	9,8	9,9
XIII	1	13,5	9,2	9,9

Wir hatten durch die angestellte Berechnung eine befriedigende Deutung für die quantitativen Veränderungen des infundirten Blutes bei Versuch XII erhalten; wie steht es nun mit den übrigen Experimenten?

Zunächst bei Versuch IX ergiebt sich für die 1. Punctionsprobe, nach Abzug des der gefundenen Steigerung des Hämoglobingehaltes entsprechenden Trockenrückstandes von dem gefundenen Trockenrückstand, ein Rest, welcher 4,9 % des übrig bleibenden Serums entspricht, während derselbe Werth für den Serumantheil des Blutes vor der Infusion zu 6,8 % berechnet war. — Unterwerfen wir jedoch die 2., 24 Stunden später bei der Section gewonnene Probe dieses Versuches derselben Umrechnung, so verlangt bereits der berechnete procentische Gehalt an Blutkörperchen (90,9) mehr feste Stoffe, als der gesammte Trockenrückstand beträgt. Nun ist dies aber gerade die einzige Probe aller Experimente, bei welcher zahlreiche Schatten (entfärbte Blutkörperchen) microscopisch nachgewiesen wurden.

Vielleicht lässt sich zwischen diesem Befunde und der zu niedrige Zahlen ergebenden Berechnung ein Zusammenhang statuiren, wenn man annimmt, dass der aus einem grossen Theile der Blutkörperchen frei gewordene Blutfarbstoff sich der ganzen Flüssigkeit mitgetheilt und desshalb eine langsamere Resorption, als die ihn vorher beherbergenden Blutkörperchenreste, erfahren hat. — Warum es gerade in diesem Falle zu einem besonders bemerkbar gewordenen Freiwerden von Blutfarbstoff gekommen ist, dafür vermag ich keinen speciellen Grund anzugeben.

Bei Versuch X berechnet sich für den Serumantheil der ersten beiden Proben ein bedeutend höherer Trockenrückstand, als er der Annahme nach vor der Infusion dem betr. Blute entsprach, und derselbe wurde dann noch für die 2. Probe erheblich höher als für die erste gefunden. Es ist dies eigentlich ein Resultat, wie man es als wahrscheinlich für alle Versuche erwarten konnte, und es bedeutet, dass die Veränderungen des infundirten Blutes wesentlich durch Resorption seines Wassergehaltes hervorgebracht werden, dass also dann eine relative Vermehrung der Blutkörperchen und der festen Stoffe eintritt. Nur brauchen wir, nach Abzug der für die vermehrten Blutkörperchen berechneten festen Stoffe von dem Gesammt-Trockenrückstand, den übrig bleibenden Rest nicht vollständig für den Serumantheil des eingedickten Blutes in Anspruch zu nehmen. Wenn es auch bekannt ist, dass bei quantitativen Veränderungen des Blutes, wie sie unter pathologischen Verhältnissen beobachtet werden, die Blutkörperchen in ihrer Zusammensetzung nur sehr geringe Schwankungen zu zeigen pflegen, so müssen wir bei dem sehr starken Wasserverluste, welchen das Blut in unseren Fällen erlitt, doch entschieden annehmen, dass auch der Gehalt der Blutkörperchen an festen Stoffen durch Wasserverlust relativ gestiegen war. Wir dürfen also unter diesem Gesichtspunkte den bei Versuch X gefundenen Ueberschuss an festen Stoffen, welcher in der Tabelle als ein abnorm hoher Procentgehalt des Serums an festen Stoffen figurirt, zum Theil den Blutkörperchen zu Gute kommen lassen. So würde sich der gefundene Trockenrückstand ohne Schwierigkeit unter die berechnete Blutkörperchen- und Serummenge vertheilen, wenn auch nicht im Einzelnen berechnen lassen.

Das plötzliche Sinken der beiden Werthe für den Hämoglobin- und Trockenrückstandsgehalt in der 3. Punctionsprobe des X. Versuches ist oben so aufgefasst worden, dass hier eine Lungenverletzung stattgefunden hatte, und eigenes Blut des Thieres ausgesaugt war. In der kleinen Umrechnungstabelle sind bei den folgenden Proben desselben Versuches neben den Werthen, welche man für den Trookenrückstandsgehalt des Serumantheiles des eingedickten Blutes erhält, wenn man der Berechnung das ursprüngliche Blut zu Grunde legt, in Klammern die nach der bei Probe 3 gewonnenen Blutflüssigkeit ausgerechneten Zahlen angegeben. Die ersteren Werthe lassen sich gut mit den Anfangspunctionen in Einklang bringen. Der für den Serumantheil berechnete Trockenrückstand ist bei Probe 4 niedriger ausgefallen, als bei Probe 2; dies lässt sich ungezwungen durch eine Verdünnung des bereits eingedickten Blutes, welche durch einen intrapleuralen Bluterguss verursacht sein konnte, erklären; bei Probe 5 zeigt sich aber dann wieder das von der 1. zur 2. Probe beobachtete hohe Ansteigen der betr. Zahl, dessen Interpretation bereits oben versucht wurde.

Der Zahlenwerth unserer Tabelle sub 1) für Vers. XIII bedarf nach dem Vorausgegangenen keiner besonderen Besprechung. — Die auffallend niedrige Ziffer für Vers. XI steht mit der für die 2. Probe von Vers. IX gewonnenen in einer gewissen Parallele, obwohl im ersteren Falle ein reichlicher Gehalt an Schatten nach dem Protocolle nicht vorgelegen hat.

Es würde jedoch die Unsicherheit des ganzen Umrechnungsverfahrens nur noch erhöhen, wollte ich mich in weitere Speculationen über den einen oder anderen der gewonnenen Zahlenwerthe einlassen. Ich wünschte nur zu untersuchen, wie sich die für das eingedickte Blut gefundenen Hämoglobin- und Trockenrückstandswerthe allenfalls in eine Beziehung bringen lassen, und dafür haben sich durch die vorige Betrachtung doch einige Anhaltspunkte ergeben. Wir dürfen auf Grund der microscopischen Untersuchung und der versuchten Umrechnung daran festhalten, dass es sich bei den Veränderungen des infundirten Blutes im Wesentlichen nicht um grobe qualitative Störungen, sondern nur um quantitative Verschiebungen in dem Verhältnisse der Blutkörperchen zu dem Serumantheil handelt.

2. Versuche an Kaninchen mit Infusion von „eigenem" defibrinirtem Blute in die rechte Pleurahöhle.

Auch hier theile ich zunächst die Experimente mit, bei welchen das infundirte Blut nach etwa 24 St. aus der Pleura entfernt wurde, da diese unter sich und mit den vorhergehenden Versuchen ohne Bedenken verglichen werden können. (Tabellarische Zusammenstellung der folgenden Versuche s. S. 66)

Versuch XIV.

Einem mittelstarken Kaninchen werden 20 ccm Blut abgelassen und dfbr.; Zusammensetzung:

14,02 % Hgl,
18,52 % Trrst,
69,3 % Blk u. s. w.

Von diesem Blute werden 12—15 ccm in die r. Pleura, in jedes Kniegelenk ca 2 ccm inf.[1]) Nach **20 St.** Thier verblutet, erhalten 50 ccm mit

10 % Hgl,
14,20 % Trrst,
41,8 Blk.

Section: In der Pleura noch ca 12 ccm flüssiges Blut, welches auch nach Herausnahme nicht gerann, mit

8,97 % Hgl,
10,82 % Trrst,
45,9 Blk.

Mittlerer Lungenlappen fast ganz schwarz gefärbt, atelectatisch; auch im Unterlappen mehrere härtere, schwarze Stellen; sonst Lunge lufthaltig. Leider fehlen in dem Versuchsprotocolle genauere Angaben über das microscopische Verhalten des aus der Pleura gewonnenen Blutes, auch ist nicht notirt, ob nach der Verdünnung mit Wasser zahlreiche oder wenige Flocken bezw. Gerinsel vorhanden waren. Nur gelegentlich der Blk-Zählung wurde bemerkt „ganz vereinzelte weisse Blk." Die Hgl-Bestimmung der Proben vor der Infusion und nach Verweilen in der Pleura wurde durch Vergleichung mit dem beim Verbluten gewonnenen Blute ausgeführt, dessen Hgl-Gehalt zu 10 % angesetzt war. Die Veränderung des infundirten Blutes besteht in einer

Abnahme des Hgl-Gehaltes um 36 %,
des Trrst um 41,6 %,
der Blk-Menge um 33,8 %.

Die Hgl-Werthe stehen in einem richtigen Verhältnisse zu den für die Blk-Zahl gefundenen Grössen.

Dieser Versuch war vor Anstellung der oben näher motivirten (S. 44.) Controlexperimente der einzige, bei welchem das in die Pleura infundirte Blut nach 20 St. in seiner Menge nicht nennenswerth vermindert und statt, wie es bei den früheren Versuchen regelmässig der Fall gewesen war, eingedickt, sehr erheblich verdünnt gefunden wurde. Ich glaubte anfangs, diese Ausnahme durch den Befund der Atelectase des mittleren Lungenlappens, welche ich als beginnende pneu-

[1]) S. Tab. VII S. 86.

monische Infiltration auffasste, erklären zu können. Man konnte vermuthen, dass diese einen starken secundären Erguss herbeigeführt hätte. Mit dieser Annahme stimmte nicht gut überein, dass besondere Veränderungen, Auflagerungen u. s. w. an der Pleura nicht gefunden wurden, und dass auch, soweit das lückenhafte Protocoll darüber Auskunft ertheilen kann, eine Vermehrung der weissen Blutkörperchen, welche den bei den früheren Versuchen beobachteten Gehalt überstiegen hätte, nicht vorlag. — Es konnte auch die Atelectase traumatischen Ursprungs sein, hervorgerufen durch einen Erguss von Blut in die Lungensubstanz nach Stichverletzung derselben, oder auch durch Ansaugung von infundirtem Blute durch eine solche Wunde. — Ich stellte nun die folgenden Controlversuche an:

Versuch XV.

Einem starken Kaninchen werden über 20 ccm Blut abgelassen, dfbr. und sofort davon mit Pravaz ca 15 ccm in die r. Pleura injicirt. Thier athmet vom Beginne des Versuches an sehr schnell, bald nachher vollkommen normal. Das infundirte Blut enthält:

10 % Hgl,
19,45 % Trrst.

Nach 24 St. verblutet (auffallend viel Fibrin im Aderlassblut). Section: Schon bei Eröffnung der r. Pleurahöhle fällt der sehr reichliche Inhalt auf. Es werden 16½ ccm ausgeschöpft; im Ganzen etwa 19—20 ccm darin enthalten. Lunge blass, an zwei Stellen 2 kleine Ecchymosen. Eine Probe des Pleurablutes ist im Glasröhrchen nach ½ St. zu einer gleichmässigen Gallerte erstarrt; durch Umrühren leicht zu zertheilen und flüssig zu machen. Es schwimmen dann noch grosse, schwärzliche, leicht zerdrückbare Klumpen in einer fadenziehenden Flüssigkeit. — Die rothen Blk bieten nichts Besonderes dar; weisse entschieden erheblich vermehrt; einzelne ganz kleine Klümpchen vorhanden, aus Anhäufung wenig zahlreicher rother und reichlicher weisser Blk in einer körnigen Masse bestehend (kleine Gerinsel). Ein Stückchen eines der grösseren Klumpen, welches sich leicht zerdrücken lässt, besteht aus einer grösstentheils undurchsichtigen Anhäufung von rothen und weissen Blk und Fibrin. In der Umgebung desselben und an den durchsichtigen Stellen sehr zahlreiche weisse Blk, 1 zu 50 rothen und mehr, meist einzeln. Nach 24 St. Probe im Glasröhrchen steif, keine Retraction des Blutkuchens. Gerinsel lassen sich mit Platindraht leicht zertheilen. Nach 1 stündigem Schütteln mit Wasser bleiben zahlreiche kleine Flocken und Gerinsel ungelöst, die bis auf wenige Blutfarbstoff enthaltende Stellen sich ganz entfärben. Nach 24 stündigem Stehen verdünnte Flüssigkeit vollkommen klar, Gerinsel vollständig entfärbt. Zusammensetzung:

8,108 % Hgl,
15,57 % Trrst.

Also **Abnahme** des Hgl-Gehaltes um 18,9 %,
des Trrst um 20 %.

Bei dem vorletzten Experimente konnte man, wie dort betont wurde, einigermassen im Zweifel sein, ob die beobachtete Verdünnung des injicirten Blutes nicht vielleicht durch eine beginnende pneumonische Infiltration des rechten mittleren Lungenlappens bedingt sein könnte. Der letzte Versuch, welcher genau unter denselben Bedingungen ausgeführt wurde, zeigt, dass jene Complication einen wesentlichen Einfluss nicht ausgeübt hat. Die Vermehrung der injicirten Blutmenge, die kurze Zeit nach der Entleerung eingetretene Gerinnung und der Befund abnorm zahlreicher weisser Blutkörperchen beweisen, dass hier, im auffallenden Gegensatze zu der oben mitgetheilten Versuchsreihe mit Infusion von eigenartigem fremdem Blute, das eigene Blut des Thieres eine sehr erhebliche Exsudation von Seiten der Pleura veranlasst und dadurch eine Verdünnung erfahren hatte.

Versuch XVI.

Einem ziemlich kleinen, weiblichen Kaninchen werden 15 ccm Blut abgelassen, dfbr. und davon ca 12 ccm mit Pravaz in die r. Pleura injicirt. Thier bietet keine abnormen Erscheinungen dar. Zusammensetzung des injicirten Blutes:

10 % Hgl,
18,17 % Trrst.

Nach 22 St. verblutet. Als kein Blut mehr aus der Carotis ausfloss, wurde, ohne vorher den Herzschlag zu prüfen, der Thorax geöffnet. Es befand sich wenig, zum Theil flüssiges Blut in dem intermusculären Bindegewebe der r. Thoraxseite. Nach Durchschneidung der Rippen zeigte sich eine Quantität Blut in der r. Pleura, welche nach früheren Erfahrungen als mindestens der injicirten Menge gleich abgeschätzt werden konnte. Leider erfolgten nun bei dem Thiere, dessen Herz noch pulsirte, einige gewaltsame Zuckungen, so dass der grösste Theil des Blutes aus der Thoraxwunde ausfloss und nicht weiter verwerthet werden konnte. Es gelang jedoch ohne Verunreinigung eine Probe zur weiteren Untersuchung aus dem Thorax auszugiessen. Ein sicheres Urtheil über die bei der Section noch in der Pleura vorhandene Blutmenge war durch den Zwischenfall vereitelt worden. — Rechte Lunge zeigt nichts Besonderes; auf dem Zwerchfell r. einige kleine fibrinöse Auflagerungen. In der l. Pleura 1 ccm helle, hämorrhagische Flüssigkeit. Das ausgegossene Blut wird im Glasröhrchen consistenter, lässt sich aber durch Schütteln flüssig erhalten. Viel weisse Blk, etwa 1 auf 100 rothe; keine Gruppirung. Nach Verdünnung mit Wasser 1 festeres Gerinsel; sehr viel kleine Flocken.

Hgl-Gehalt = 4,59 %.

Zur Feststellung des Trrst wurden diesmal 2 Portionen des verdünnten Blutes eingedampft, die eine ohne Floken, die andere mit sämmtlichen Flocken, um den durch Mitwägen der letzteren bei den früheren Versuchen etwa entstandenen Fehler festzustellen. Es wurden die beiden Werthe 11,58 und 12,05 % gefunden,

Mittel = **11,81** % Trrst.

Das Miteindampfen einer grösseren oder geringeren Menge von Flocken ergiebt also einen Fehler, welcher gegen den Unterschied, der regelmässig zwischen dem Trockenrückstand des Blutes vor der Infusion und nach Verweilen in der Pleura gefunden wurde, ignorirt werden kann.

In diesem Versuche hatte der Procentgehalt

an Hgl um 54 %,

an Trrst um 35 % **abgenommen.**

Obwohl bei dem Ausgiessen des verdünnten Blutes aus dem Thorax eine Verunreinigung mit dem Gefässblute des Thieres sicher vermieden wurde, so sei doch noch besonders hervorgehoben, dass diese nach der Versuchsanordnung einzig mögliche event. Fehlerquelle auch durch die niedrigen Werthe der vorgefundenen Blutflüssigkeit ausgeschlossen ist.

Versuch XVII.

Einem mittelstarken, männlichen Kaninchen werden 18--20 ccm Blut abgelassen, dfbr. und davon ca 16 ccm mit Pravaz dem Thiere in die r. Pleura injicirt. Einstich etwas mehr nach hinten, wie sonst. Thier nachher sehr munter; wenig beschleunigte Athmung. Zusammensetzung des injicirten Blutes:

10 % Hgl,

19,7 % Trrst.

Nach 25 St. verblutet. In den Weichtheilen der r. Thoraxseite und der r. Achselhöhle rel. viel mit diesen verfilztes Blut, mehr als bisher bei irgend einem Versuche. Das Thier hatte unmittelbar nach der Infusion mehrmals mit dem ganzen Körper sehr energisch gezuckt, vermuthlich ist dabei durch die noch nicht verklebte Stichwunde Blut aus der Pleura in die Weichtheile ausgetreten. Etwa 9 ccm in der Pleura. An der Pleura cost. mehrere rothe Flecken (Imbibition); auf dem Zwerchfell eine leicht abhebbare, fibrinöse Auflagerung r. Lunge zeigt nichts Besonderes. — In die l. Pleura fliesst bei der Section etwas Blut ein, desshalb bleibt es zweifelhaft, ob hier Erguss stattgefunden hatte. — Probe aus r. Pleura bleibt flüssig, zeigt nach 1 St. einzelne Klumpen. Viel farblose Blk, etwa 1 auf 50—100 rothe. Das Blut enthält ungewöhnlich zahlreiche weisse kleine Flocken, welche aus Anhäufungen farbloser Blk mit eingeschlossenen rothen und deutlichem Fibrin bestehen. Zusammensetzung:

11,69 % Hgl,
20,07 % Trrst.

Dies bedeutet **Zunahme** des Hgl-Gehaltes um 16,9 %,
des Trrst um 1,7 %.

Der Versuch wurde vor dem vorigen angestellt, aber an dieser Stelle beschrieben, um die Gleichartigkeit der 3 ersten Versuche (XIV—XVI) besser hervortreten zu lassen.

Das Resultat widerspricht dem Bilde der 3 vorhergehenden Versuche und scheint sich auf den ersten Blick dem Verhalten des injicirten eigenartigen fremden Blutes anzuschliessen. Es ergiebt sich aber, dass hier doch erhebliche Unterschiede obwalten. Wollten wir das letzte Experiment den Versuchen der Tabelle I einreihen, so müssten wir es mit dem Versuch XIII derselben zusammenstellen, bei welchem auch ein Aderlass der Infusion vorausgegangen war. Dort wurde aber eine Vermehrung des Hämoglobingehaltes um 70,5, des Trockenrückstandes um 43,6 % gefunden, und auch alle anderen Fälle jener Tabelle hatten bedeutend stärkere Eindickung ergeben, als sie in unserem letzten Versuche bestand. Es ist nun noch zu bedenken, dass hier eine nicht unbedeutende Menge Blutes, jedenfalls eine grössere, als bei allen früheren Experimenten, in die Weichtheile des Thorax ausgetreten gefunden wurde, also eine geringere Quantität, als bei den Parallelfällen, in der Pleura verblieb. Endlich nimmt der fragliche Versuch noch eine besondere Stellung ein durch den sehr beträchtlichen Gehalt des vorgefundenen Blutes an farblosen Blutkörperchen; es machte mir den Eindruck, als wenn es sich hier um einen grösseren Gehalt, als bei sämmtlichen früheren Versuchen, handelte.

Gerade desshalb darf man vielleicht auch daran denken, ob nicht von Seiten der Pleura eine Ausscheidung von rothen

Blutkörperchen bezw. eine hämorrhagische Exsudation stattgefunden hatte. Es ist bei den Experimenten, welche von Recklinghausen[1]), Dybkowsky[2]), Wegner[3]) u. A. mit Injection von Milch, Zuckerlösungen oder künstlich erwärmtem Serum in die Bauchhöhle und in die Pleura ausgeführt hatten, wiederholt nach einiger Zeit eine röthliche bis stark blutige Farbe (mit Ecchymosen der betheiligten Pleura, Dybkowsky) der injicirten Flüssigkeit beobachtet worden, offenbar durch eine hämorrhagische Exsudation hervorgerufen. Wenn wir für unseren letzten Fall, unter Berücksichtigung der auffallend reichlichen Gerinsel und des sehr hohen Gehaltes an farblosen Blutkörperchen, annehmen, dass auch hier hämorrhagisches Exsudat von Seiten der Pleura geliefert wäre, so würden wir auf diesem Wege eine gute Erklärung für die erhaltenen Hämoglobin- und Trockenrückstandswerthe gewonnen haben.

Endlich sei noch Folgendes angeführt: obwohl ich darüber keine besonderen Untersuchungen angestellt habe, so glaube ich doch vermuthen zu dürfen, und auch später mitzutheilende Zahlen sprechen dafür, dass die Verdünnung des injicirten Blutes, wie sie in den 3 ersten Fällen der letzten Versuchsgruppe zur Beobachtung kam, nur eine gewisse Zeit lang besteht, und dass, wenn gewissermassen der die Exsudation bewirkende Reiz sich erschöpft hat, eine Eindickung und eine allmählich fortschreitende Resorption der Verdünnung auf dem Fusse folgt. Dybkowsky[4]) fand nach Injection von Zuckerlösungen in die Pleurahöhle, welche eine starke, z. Th. hämorrhagische Exsudation hervorriefen, dass von einem bestimmten Termine an alle Flüssigkeit durch Resorption verschwunden war. — In unserem Falle war nun einmal eine geringere Blutmenge in der Pleura geblieben, als

---

1) Zur Fettresorption. Virchow's Arch. Bd. 26, S. 172.

2) Ueber Aufsaugung und Absonderung der Pleurawand. Ber. über die Verhandl. der k. sächsischen Gesellschaft der Wissenschaft. zu Leipzig. Mathematisch-physische Classe. XVIII. Bd., S. 191. (1866.)

3) Chirurgische Bemerkungen über die Peritonealhöhle u. s. w. Arch. f. klin. Chir. XX. Bd., S. 51. 1877.

4) a. a. O. S. 214.

bei den vorhergehenden Versuchen, ferner war aber auch diese rel. geringere Quantität mehrere Stunden länger in der Pleura gelassen worden, und endlich kann der abnorm reiche Gehalt an farblosen Blutkörperchen auch für die Annahme einer secundären Eindickung der zuerst durch reichliches zellenhaltiges Exsudat stark verdünnten Blutflüssigkeit verwerthet werden.

Durch die vorstehende Betrachtung gelangen wir zu dem Ergebnisse, dass unser Versuch XVII, dessen Resultat zunächst im Widerspruch mit den übrigen Versuchen der letzten Gruppe zu stehen scheint, sich doch in mehreren Punkten eng an diese anschliesst, so dass wir ihn unter gewissen Voraussetzungen sogar als Unterstützung der übereinstimmenden Resultate von Versuch XIV—XVI mit verwerthen können.

Tabellarische Zusammenstellung der letzten 4 Versuche mit Infusion von „eigenem" Blute in die rechte Pleurahöhle bei Kaninchen.

Tabelle III.

Versuchsnummer.	Wie viel infundirt?	Zusammensetzung des inf. Blutes.	Wie lange in der Pleura?	Wie viel bei der Section gefunden?	Zusammensetzung dieses Blutes.	Dasselb. in Proc. der ersten Bestimmung.	Differenz der Proc. der ersten Best.	Bemerkungen.
XIV	12—15 ccm	14,02 % Hgl	20 St.	12 ccm	8,79 % Hgl	63,9	— 36	Gleichzeitig Injection in beide Kniegelenke, s. Tab. VII S. 86. — Verblutet. — Keine Gerinnung; ganz vereinzelte farblose Blk. Mittlerer Lungenlappen atelectatisch.
		18,52 % Trrst			10,82 % Trrst	58,4	— 41,6	
		69,3 Blk			45,9 Blk	66,2	— 33,8	
XV	15 ccm	10 % Hgl	24 St.	19—20 ccm	8,108 % Hgl	81,08	— 18,9	Verblutet. — Gerinnung; sehr zahlreiche weisse Blk; zahlreiche kleine Flocken und Gerinsel.
		19,45 % Trrst			15,57 % Trrst	80	— 20	
XVI	12 ccm	10 % Hgl	22 St.	?	4,59 % Hgl	45,9	— 54	Verblutet. — Keine Gerinnung in toto; weisse Blk zu rothen = 1 : 100; sehr viel kleine Flocken.
		18,17 % Trrst			11,81 % Trrst	64,99	— 35	
XVII	16 ccm	10 % Hgl	25 St.	9 ccm	11,69 % Hgl	116,9	+ 16,9	Verblutet. — Partielle Gerinnung; weisse Blk zu rothen = 1 : 50-100; ungewöhnlich viel kl. weisse Flocken.
		19,7 % Trrst			20,07 % Trrst	101,7	+ 1,7	

Wenn wir die letzten 4 Versuche einer Umrechnung unterwerfen, wie es für die erste Tabelle oben geschehen ist, so erhalten wir für den Serumantheil des Blutes den folgenden Procentgehalt an Trockenrückstand, berechnet:

1) für das aus der Pleura entnommene Blut, aus dem gefundenen Trockenrückstand nach Abzug des für die relative Vermehrung der Blutkörperchen geforderten Antheiles;

2) für das Blut vor der Infusion;

3) für Kaninchenblut mit einer als normal angenommenen Zusammensetzung von: 34,5 % Blutkörperchen mit 13 Theilen fester Stoffe und 65,5 % Plasma bezw. Serum mit 6,5 Theilen fester Stoffe.

Tabelle IV.

Versuchs-nummer.	Die soeben definirten proc. Werthe.		
	1)	2)	3)
XIV	3,7	9,4	9,9
XV	7,07	9.89	9,9
XVI	7,4	9,2	9,9
(XVII	7,9	10,03	9,9)

Indem wir, wie bei der ersten Versuchsreihe (Tab. II), in Anrechnung bringen, dass durch die Concentrationsänderung des infundirten Blutes auch der Gehalt an festen Stoffen für die Blutkörperchen, wenn auch in geringer Weise, sich ändert, so hätten wir hier wegen der gefundenen Blutverdünnung bei Nr. XIV—XVI eine Verminderung des Trockenrückstandes der Blutkörperchen anzunehmen, und es würden danach die für das Serum berechneten Werthe etwas zu niedrig ausgefallen sein. Die kleine Umrechnungstabelle zeigt auch wieder, dass der Gehalt an festen Stoffen für die Blutkörperchen und das Serum durch die Verdünnung nicht sehr wesentlich in seinem gegenseitigen Verhältnisse verändert worden ist. — Bei Versuch XIV lässt sich vielleicht der berechnete niedrige Werth des Serumtrockenrückstandes für das verdünnte Blut mit der hier fehlenden bedeutenden Vermehrung der farblosen Blutkörperchen in Beziehung bringen; vielleicht war die hier von der Pleura abgesonderte Flüssigkeit mehr einem Transsudate als Exsudate ähnlich.

Anm. Mehu (Hoppe-Seyler, Physiologische Chemie, S. 610 u. 611) fand für reine Transsudate der Pleura (Hydrothorax) einen Gehalt an festen Stoffen von 2—3 %, für acute pleuritische Exsudate von 5,8—7,9 %, für chronische pleuritische Exsudate mit eitriger Flüssigkeit von 6—7 %.

3. Zusammenfassung der durch die beiden letzten Abschnitte (C III 1 und 2) gewonnenen Ergebnisse:

Vergleichen wir jetzt die auf Tabelle I und III zusammengestellten Versuche, so zeigt sich bei den beiden Reihen ein sehr erheblicher und auffallender Unterschied. In allen Fällen der Tabelle I trat nach 24 stündigem und längerem Verweilen des Blutes in der Pleura eine Vermehrung des Hämoglobingehaltes um 32—163 % und des Trockenrückstandes um 13—78 % ein, während bei den Versuchen der Tabelle III in drei Fällen, in gleicher Zeit und bei unter sich gleichen Mengenverhältnissen des injicirten Blutes, eine Verminderung des Hämoglobingehaltes um 19—54 % und des Trockenrückstandes um 20—41 % beobachtet wurde. In einem 4., zweifelhaften Falle (XVII) trat eine Hämoglobinzunahme um 16,9 %, eine solche des Trockenrückstandes um 1,7 % ein. Also auch unter Zurechnung dieses Versuches XVII ein erheblicher Unterschied zwischen den beiden Versuchsreihen, zumal da man, wie oben bereits gesagt wurde, nach Analogie des Versuches XIII der Tabelle I, welcher dem fraglichen Versuch XVII am nächsten steht, für diesen einen Hämoglobinwerth von 70,5 % und einen Trockenrückstand von 43,6 % hätte erwarten können.

Sehen wir einmal von diesem, oben genügend characterisirten Versuche XVII ab, so ergiebt sich ein geradezu entgegengesetztes Verhalten zwischen den beiden Reihen ohne

Uebergänge. Hier starke Verdünnung, dort starke Eindickung des injicirten Blutes. Und, fragen wir nun, welches ist das beide Reihen unterscheidende Moment, auf welches wir dieses frappante Resultat zurückführen müssen?

Dass es der verschiedene Blutgehalt der Versuchsthiere nicht sein kann, wurde durch den Controlversuch XIII (Tabelle I) bewiesen; die hier absichtlich hervorgerufene Anämie verhinderte nicht die Eindickung des in die Pleura injicirten Blutes, sondern steigerte sie noch erheblich im Vergleich zu Parallelfällen ohne vorausgegangenen Aderlass.

Wir sind also zu dem Ausspruche gedrängt: in unseren Versuchen hat sich ceteris paribus fast constant ein diametral entgegengesetztes Verhalten des in die Pleurahöhle injicirten Blutes herausgestellt, je nachdem dasselbe von dem Versuchsthiere selbst oder von einem anderen Individuum derselben Species herstammte.

Ich möchte noch einmal an das erinnern, was ich bereits einleitungsweise über die Genese der uns hier interessirenden Versuche berichtete; wie ich erst nach Abschluss des weitaus grössten Theiles derselben auf die eigenthümliche Beziehung der Resultate zu der Herkunft des injicirten Blutes aufmerksam wurde, und also die Experimente, bis auf einige spätere Controlversuche, ohne jede Voreingenommenheit in dieser Richtung ausgeführt wurden. — Auch glaube ich, dass die Zahl der Versuche mit eigenem Blute — zwar an und für sich nur gering aus wesentlich äusseren Gründen — und der Ausfall derselben es doch ausserordentlich unwahrscheinlich machen, dass gerade bei ihnen ein zufälliges Moment, wie etwa septische Infection u. Ae., das auffallende Resultat verursacht hätte.

Die gegebene, sich von selbst aufdrängende Interpretation unserer Versuche muss nun für Jeden, der einigermassen in der Litteratur der Physiologie des Blutes und der Transfusionslehre zu Hause ist, so überraschend erscheinen, und ist unseren allgemeinen physiologischen Vorstellungen, wenn auch nicht stricte widersprechend, doch so wenig adaequat, dass ich vorläufig nur wage, die sich unzweifelhaft ergebende Schlussfolgerung hier auszusprechen, und mich aller weiteren Speculationen enthalte.

Wir müssen uns jedoch, einerlei ob wir dem gewonnenen Satze eine allgemeinere Bedeutung zuerkennen oder ihn rein als Interpretation unserer Versuchsresultate ins Auge fassen, die Frage vorlegen, auf welche mechanischen Vorgänge das verschiedene Verhalten der injicirten Blutarten zurückzuführen ist. Unsere Versuche geben uns dafür einige Anhaltspunkte.

Sind vielleicht die Blutkörperchen des eigenen Blutes rel. schneller, als der flüssige Theil desselben, resorbirt worden, und hat vielleicht bei dem eigenartigen fremden Blute das umgekehrte Verhältniss stattgehabt? Wir müssen mit Nein antworten. Es mag dieses Moment mit im Spiele sein; als die Hauptursache der gefundenen Verdünnung des Blutes kann es nicht betrachtet werden, denn es wurde die Menge des injicirten eigenen Blutes entweder unverändert oder in Versuch XIV (Tabelle III) sogar um mehrere ccm vermehrt gefunden, während bei den Experimenten der Tabelle I das infundirte Blut regelmässig etwa um die Hälfte vermindert angetroffen wurde. Es muss also bei der Versuchsreihe auf Tabelle III eine starke Exsudation stattgefunden baben, um einmal der gleichzeitig erfolgenden Resorption das Gleichgewicht zu halten, und um diese dann noch zu übertreffen. Auch können wir uns die gerade bei den Versuchen der Tabelle III sehr reichlich constatirten weissen Blutkörperchen nicht gut anders, als in Begleitung einer gewissen Flüssigkeitsumhüllung, in die Pleurahöhle hineingelangt vorstellen.

Selbst wenn wir annehmen wollten, dass bei dem eigenartigen fremden Blute auch in den ersten Stunden nach der Infusion eine erhebliche Exsudation stattgefunden, und dass dieselbe nur früher als bei dem eigenen Blute ihr Ende erreicht und einer lebhaften Resorption Platz gemacht hätte — verschiedene Gründe machen diese Annahme sehr unwahrscheinlich —, so müssen wir uns doch zu dem Bekenntnisse entschliessen, *dass in unseren Versuchen das eigene Blut der Versuchsthiere eine stärkere Exsudation* hervorgerufen hat, als das Blut eines anderen Individuums derselben Species. Es muss weiteren Untersuchungen vorbehalten bleiben, diesen Gegenstand in seinen Fundamenten sicher zu stellen, und es würde sich dann von selbst eine Reihe von Fragen specieller und allgemeiner Bedeutung daran anschliessen lassen.

Versuch mit Injection von Meerschweinchenblut in die rechte Pleurahöhle eines Kaninchens.

Zur Illustration der Consequenzen, zu welchen man, wenn wir die Beweiskräftigkeit unserer letzten Experimente anerkennen, geführt wird, schliesse ich hier einen Versuch von Injection von Meerschweinchenblut in die rechte Pleurahöhle eines Kaninchens an.

Versuch XVIII.

Einem mittelstarken Kaninchen werden 15 ccm dfbr. Meerschweinchenblut (von Thier Vers. XXIV S. 76 u. Tab. V.) in die r. Pleura injicirt. Zusammensetzung dieses Blutes:

16,38 % Hgl,
18,44 % Trrst.

Am folgenden Tage vergeblicher Punctionsversuch.

48 St. nach der Inj. wird das Thier für andere Untersuchungszwecke getödtet; bes. Erscheinungen hatte es bis dahin nicht dargeboten; auch war keine Hgl-urie beobachtet worden. Aus der r. Pleura werden 12 ccm dunkeles Blut gewonnen, welches auch nach 24 stündigem Stehen nicht gerinnt; nur Abscheidung einzelner Klumpen. Neben intacten Blk zahlreiche Schatten; viel farblose Blk; einzelne derselben blutkörperchenhaltig; einzelne, zusammenhängende, aus farblosen Blk mit Fibrin bestehende Klümpchen. 2 Oxystreifen, kein Methämoglobinstreifen.

Hgl-gehalt = 8,98 %.
Trrst = 12,08 %.

Also **Abnahme** des Hgl-gehaltes um 45,2 %,
des Trrst um 34,5 %.

Dass das Blutserum eines Thieres die rothen Blutkörperchen fremdartigen Blutes zur Auflösung bringt, ist eine bekannte Erfahrung, und Cordua (a. a. O.) hat für die Bauchhöhle festgestellt, dass nach Infusion von fremdartigem Blute sehr starke Exsudation und Auftreten sehr reichlicher Schatten, d. h. Austritt des Farbstoffes aus den injicirten rothen Blutkörperchen, stattfindet.

Wenn der letzte Versuch (XVIII) auch den erhaltenen Zahlenwerthen nach grosse Uebereinstimmung mit den 3 ersten Experimenten der Tabelle III (XIV—XVI) zeigt, so unterscheidet er sich durch das Auftreten sehr reichlicher Schatten in dem injicirten Blute doch wesentlich von jenen Fällen. —

Wir hätten danach in den besprochenen Versuchen IX—XVIII ein verschiedenes Verhalten des Blutes in der Pleura zu constatiren, je nachdem es 1) von einem anderen Individuum derselben Species, oder 2) von dem Versuchsthiere selbst, oder 3) von einem Individuum einer anderen, verwandten Species herstammte.

IV. Welche Veränderungen erfährt das in die Bauchhöhle infundirte, defibrinirte Blut?

1. Versuche an Kaninchen und Meerschweinchen.

Bei den sofort näher zu beschreibenden Versuchen wurde wenige bis 24 Stunden nach der Infusion des Blutes regelmässig beobachtet, dass die noch vorhandene blutige Flüssigkeit z. Th. in dünner Schicht die Oberfläche der Bauchorgane überzog, während ein anderer Theil in den abhängigsten Partien des Bauches, bei Rückenlage des Cadavers zu beiden Seiten der Wirbelsäule, lagerte. Wir dürfen daraus entweder schliessen, dass der letztere Theil des infundirten Blutes im Leben, bei aufrechter Stellung der Thiere, im kleinen Becken bezw. an der vorderen Bauchwand sich befand, oder auch — und dies ist der wahrscheinlichere Fall — dass, nach Aufhören der peristaltischen Bewegungen der Därme, post mortem das vorher auf die grosse Fläche der visceralen und parietalen Serosa vertheilt gewesene Blut, der Schwere folgend, sich nachträglich in den abhängigen Theilen der Peritonealhöhle gesammelt hat. Wenigstens kann für die Blutquantitäten, wie sie in den folgenden Experimenten infundirt (1—3 % des Körpergewichtes) und bei der Section wiedergefunden wurden (höchstens 15 ccm neben der Wirbelsäule bei Kaninchen), vorausgesetzt werden, dass sie durch die Bewegungen von Zwerchfell, Bauch- und Darmmusculatur, sowie durch die Locomotion des ganzen Thieres während des Lebens in allen Theilen mit dem Peritoneum in Berührung gekommen sind. Bei der Infusion von verhältnismässig viel grösseren Blutquantitäten werden voraussichtlich die Druckverhältnisse in der Bauchhöhle und auch die mechanischen Kräfte für die Vertheilung des Blutes in ihrer Wirksamkeit so geändert, dass auf eine gleichmässige Vertheilung und damit auf eine gleichmässige Einwirkung der serösen Fläche auf die gesammte Flüssigkeit nicht gerechnet werden kann.

War also nach dieser Ueberlegung eine gewisse Beschränkung in der Menge des Blutes, welches für die Infusionen verwendet werden sollte, geboten, so stellte andererseits die Infusion rel. geringer Quantitäten den beabsichtigten Erfolg der Versuche dadurch in Frage, dass entweder bei der Section eine für die Untersuchung nicht ausreichende Blutmenge vorgefunden wurde, oder auch dass schon nach ganz kurzer Zeit sämmtliches Blut resorbirt war, und die Bauchhöhle leer und in normalem Zustande angetroffen wurde. Dieser Verlauf machte eine Anzahl von Versuchen für die Frage nach den localen Veränderungen des in die Bauchhöhle infundirten Blutes nicht verwerthbar.

Ich habe ferner zuerst versucht, durch Punctionen Proben des infundirten Blutes zu erhalten, um so an demselben Thiere durch mehrfache Bestimmungen stufenweise die Blutveränderungen festzustellen. Ich stand jedoch bald von diesem Verfahren ab, da mir das Einführen und Herumführen einer Canüle in der Bauchhöhle — es ist unter Umständen recht schwierig, eine Probe auszusaugen — als eine Quelle zu bedeutender Fehler erschien. Ebenso hielt ich Blutentleerungen durch mehrfache Laparotomie nicht für rathsam, und es wurden desshalb die Versuchsthiere in verschiedenen Zeiten nach den Infusionen getödtet, und der noch vorhandene Inhalt direct besichtigt und ausgeschöpft.

Die angedeuteten Schwierigkeiten des Experimentirens veranlassten mich, nur wenige Versuche mit intraperitonealen Infusionen zur Untersuchung der localen Veränderungen des

Blutes anzustellen und mich dann der Pleurahöhle zuzuwenden, welche bei weitem günstigere Verhältnisse darbietet.

Bei den folgenden Experimenten, welche nach der Zeit des Verweilens des infundirten Blutes in der Bauchhöhle angeordnet sind, wurde mehrmals gleichzeitig in die Pleura infundirt. Wir werden später sehen, dass bei diesen Doppelinfusionen die Veränderungen des in der Pleura befindlichen Blutes zeitlich etwas anders sich gestalten, als wenn nur in diese Höhle injicirt wurde, während das intraperitoneal eingespritzte Blut durch eine gleichzeitige intrapleurale Infusion, wie es scheint, nicht merklich beeinflusst wird. Aus diesem Grunde wurden jene Doppelversuche auch unter die Reihe der folgenden, nur intraperitonealen Injectionen aufgenommen.

Die angewandte Methode war im Allgemeinen die gleiche, wie sie oben (S. 44 u. ff.) für die Pleuraexperimente ausführlich beschrieben wurde.

Eine tabellarische Uebersicht über die Versuche befindet sich auf Seite 77.

Versuch XIX.

Starkes Kaninchen. Ca 35 ccm Blut abgelassen und dfbr. Sofort demselben Thiere mit Pravaz 6 ccm in die r. Pleura, 26 ccm in die Bauchhöhle injicirt. Keine abnormen Erscheinungen. Nach $^3/_4$ St. Tödtung durch Verbluten. Section der Bauchhöhle: Umgebung der Stichwunde leicht blutig imbibirt. Blutige Flüssigkeit auf dem Peritoneum in dünner Schicht vertheilt, zu beiden Seiten der Wirbelsäule etwa 10 ccm lagernd. Hgl-Gehalt dieses Blutes mit einer Probe desselben Blutes vor der Infusion (dessen Hgl-Gehalt zu 10 % angenommen) verglichen, ergiebt 8,64 %. Also **Abnahme** um 13,6 %.

Nach 24stündigem Stehen des ausgeschöpften Blutes im Spitzglas Trennung in Serum und klumpigen Theil, welcher keinen eigentlichen Blutkuchen bildet. Er stellt eine weiche, gallertige Masse dar, die sich leicht in Wasser unter Zurückbleiben weniger kleiner Fibringerinsel löst. Microscopischer Befund (nach 24stündigem Stehen!): intacte rothe Blk, in den kleinen Gerinseln solche in Klumpen zusammen eingeschlossen. Trockenrückstände nicht bestimmt. Wegen der Section der Brusthöhle vergl. Tab. VI.

Versuch XX

wird nicht ausführlicher mitgetheilt, weil ihm wegen verschiedener Complicationen und Störungen nur ein geringer Werth beizumessen ist. Es handelte sich um Infusion von 25 ccm eigenartigen fremden Blutes (von Kan. Vers. IX S. 46 Anm.) in die Bauchhöhle eines Kaninchens.

Nach $1^1/_2$ St. wurde durch Laparotomie eine blutige Flüssigkeit entleert, deren Hgl-Gehalt und Trrst erheblich geringer als bei dem Blute; vor der Infusion ausfielen. Das Thier wurde später nach Heilung der Bauchwunde zu Vers. X verwandt.

Versuch XXI.

Meerschweinchen. Aus r. ven. jug. ext. 10 ccm abgelassen, dfbr und davon dem Thiere mit Pravaz 7 ccm in die Bauchhöhle injicirt Keine abnormen Erscheinungen. Nach 2 St. Tödtung durch Verbluten aus l. Carotis; 15—20 ccm erhalten mit 12,92 % Hgl. (s. Vers. XXIV S. 76). — Eingeweide des Bauches mit dünner Blutschicht überzogen. neben der Wirbelsäule etwas flüssiges Blut (3—4 ccm). Das ausgeschöpfte Blut enthält wenige, ganz zarte Gerinsel, welche sich beim Verdünnen und Schütteln mit Wasser sofort entfärben.

Blut vor der Infusion = 16,12 % Hgl, 19,54 % Trrst,
nach Verweilen in der Bauchhöhe = 12,39 % Hgl, 7,769 % Trrst.[1])
Also **Abnahme** des Hgl-Gehaltes um 23,2 %,
des Trrst um 60,3 %.

Die Blutproben wurden mit Normal-Hgl-Lösung verglichen.

Versuch XXII.

Mittelstarkes Kaninchen. 35 ccm eigenartiges fremdes Blut (von Thier Vers. XIV S. 60 u. Tab. III) in die Bauchhöhle, $2^1/_2$ ccm in die r. Pleura, je $2^1/_2$ ccm in die Kniegelenke injicirt. Nach 3 St. Tödtung durch Genickschlag. — In den hinteren Partien der Bauchhöhle ca 15 ccm flüssiges Blut. Bauchorgane gleichmässig mit dünner Blutschicht überzogen. Ausgeschöpftes Blut enthält wenige kleine Gerinsel, welche sich meist um kleine Haare herum gebildet haben und weisse Blk enthalten; die letzteren, in der Flüssigkeit frisch untersucht, kaum sehr vermehrt. Nähere Untersuchung der aus der Pleura ausgeschöpften blutigen Flüssigkeit durch sofort eintretende Gerinnung vereitelt. Betreffs der Kniegelenke vergl. Tab. VII S. 85.

Blut vor Injection = 10 % Hgl,
= 14,2 % Trrst,
= 41,8 Blk u. s. w.,
nach Verweilen in der Bauchhöhle = 10,306 % Hgl,
= 15,01 % Trrst,
= 44,2 Blk.

Diese Zahlen entsprechen einer **Zunahme** der 3 Werthe um 3, 5 und 5,7 %.

---

[1]) Dieser auffallend niedrige Werth ist wahrscheinlich auf einen Fehler bei der Bestimmung zurückzuführen.

Versuch XXIII.

Grosses Kaninchen. 20 ccm Blut abgelassen und dfbr. werden mit 30 ccm eigenartigen fremden Blutes (von Thier Vers. XXVIII Tab. VII S. 86) gemischt und davon dem ersteren Thier 30 ccm in die Bauchhöhle und 4 ccm in die r. Pleura injicirt. Nach Losbinden etwas matt; nach 4 St. Tödtung durch Genickschlag. Im Bauch 1 kleines Gerinsel. Dies wurde auch bei mehreren früheren Versuchen, ohne immer besonders notirt worden zu sein, gefunden und rührt wahrscheinlich von einer minimalen Blutmenge, welche aus dem Punctionscanal nach innen durchtrat, her. Ca 10 ccm flüssiges Blut neben der Wirbelsäule. Ob die Organe mit einer Blutschicht überzogen waren, ist in dem Protocolle nicht besonders angegeben. In der Probe des ausgeschöpften Blutes bildete sich ein grösseres Gerinsel, welches beim Schütteln der mit Wasser verdünnten Flüssigkeit in zahlreiche grössere Flocken zerfiel, sich aber erst nach 24 stündigem Stehen vollständig entfärbt hatte. Microscopisch in dem frisch entnommenen Blute spärliche einzelne farblose Blk, zuweilen aber Gruppen von 3—5 zusammen; keine Schatten.

Blut vor Inf. = 10% Hgl,
= 14,49% Trrst,
= 68,1 % Blk,

nach Verweilen in der Bauchhöhle = 10,96% Hgl,
Trrst konnte nicht untersucht werden,
= 62,4 % Blk.

Also **Zunahme** des Hgl-gehaltes um 9,6 %,
Abnahme der Blk-Zahl um 9,4 %.

Section der Pleura, s. Tab. VI S. 80.

Versuch XXIV.

Meerschweinchen. 15 ccm eigenartiges fremdes Blut (von Thier Vers. XXI S. 75) in die Bauchhöhle infundirt. Nach 24 St. Tödtung durch Verbluten (16,38% Hgl; 18,44% Trrst). Nur wenig theerartiges Blut neben der Wirbelsäule, auch ein ganz weiches Gerinsel wird gefunden. Eingeweide mit blutiger Flüssigkeit überzogen. Schätzung auf im Ganzen 4 ccm. Es wird ½ gr gesammelt und zur Hgl-Bestimmung verwandt; enthält nach der Verdünnung mit Wasser zahlreiche kleine Flocken.

Blut vor der Inf. = 12,92% Hgl,
= ? Trrst,

nach Verweilen in der Bauchhöhle = 20,31% Hgl,
= 19,95% Trrst.

Also **Zunahme** des Hgl-gehaltes um 57,2%; für den Trrst muss wohl der gewonnene eine Werth, mit früheren Bestimmungen verglichen, auch als Zunahme aufgefasst werden.

Tabellarisch zusammengestellt geben die letzten 6 Versuche das folgende Bild:

Tabelle V.

Versuchsnummer.	Thier.	Wie viel injicirt?	Zusammensetz. des inj. Blutes.	Wie lange in der Bauchhöhle?	Wie viel bei der Section gefunden?	Zusammensetz. dieses Blutes.	Dasselbe in Proc. der ersten Bestimm.	Differenz der Proc. der erten Bestimm.	Bemerkungen.
XIX	Kaninchen.	26 ccm eigenes Blut.	10 % Hgl	3/4 St.	10 ccm	8,64 % Hgl	86,4	— 13,6	Verblutet. Gleichzeitig Pleurainjection. — Wenig kleine Gerinsel mit farblosen Blk.
XX	Kaninchen.	25 ccm eigenartig. fremd. Blt.	—	1½ St.	Abnahme des Hgl- und Trrst-gehaltes. Blutentnahme durch Laparotomie. Thier bleibt am Leben.				
XXI	Meerschweinchen.	7 ccm eigenes Blut.	16,12 % Hgl 19.54 % Trrst	2 St.	3—4 ccm	12,39 % Hgl 7,769 %(?) Trrst	76,8 39,7	— 23,2 — 60,3	Verblutet. Wenig ganz zarte, sich schnell entfärbende Gerinsel.
XXII	Kaninchen.	35 ccm eigenartig. fremdes Blut.	10 % Hgl 14,2 % Trrst 41,8 Blk	3 St.	15 ccm	10,306 % Hgl 15,01 % Trrst 44,2 Blk	103 105,7 105,7	+ 3 + 5 + 5,7	Genickschlag. Gleichzeitig Pleurainjection. — Wenig kleine Gerinsel; weisse Blk kaum sehr vermehrt.
XXIII	Kaninchen.	30 ccm eigenes + eigenart. fremdes Blut (= 2/3).	10 % Hgl 14,49 % Trrst 68,1 Blk	4 St.	10 ccm	10,96 % Hgl ? 62,4 Blk	109,6 ? 91,6	+ 9,6 ? — 9,4	Genickschlag. Gleichzeitig Pleurainjection. — Gerinselbildung. Im Ganzen farblose Blk ziemlich stark vermehrt; keine Schatten.
XXIV	Meerschweinchen.	15 ccm eigenart. fremdes Blut.	12,92 % Hgl ? Trrst	24 St.	4 ccm	20,31 % Hgl 19,95 % Trrst	157,2 ?	+ 57,2	Verblutet. Zahlreiche kleine Flocken.

2. Schlussfolgerungen.

Zur Interpretation der letzten Versuchsresultate wäre Folgendes anzuführen. Zunächst bietet sich von selbst ein Unterschied zwischen Vers. XIX—XXI einerseits und XXII—XXIV andererseits dar, indem bei ersteren das infundirte Blut verdünnt, bei letzteren eingedickt gefunden wurde. Nun ist aber zufällig bei Nr. XIX und XXI eigenes Blut des betr. Thieres und bei sämmtlichen anderen Fällen eigenartiges fremdes Blut (bezw. solches mit eigenem vermischt (XXIII)) zur Anwendung gekommen. Leider kann ich aus bereits oben angeführten Gründen dem Vers. XX, welcher hier eine vermittelnde Rolle übernehmen könnte, eine volle Beweiskraft nicht zuerkennen.

Die Frage spitzt sich dahin zu: wird das eigene sowohl als das eigenartige fremde Blut regelmässig zuerst in der Bauchhöhle durch hinzutretendes Exsudat verdünnt, und später eingedickt, oder wird nur das eigene Blut verdünnt, das eigenartige fremde aber von vornherein eingedickt? Der Abstand der erhaltenen Zahlenwerthe bei Vers. XXI und XXII, welche sich u. A. durch die beiden verschiedenen, zur Injection benutzten Blutarten und durch eine Differenz von 1 Stunde in der Dauer des Verweilens des Blutes in der Peritonealhöhle unterscheiden, könnte allerdings als ein verschiedenes Verhalten des eigenen und eigenartigen fremden Blutes unter den fraglichen Bedingungen ausgelegt werden. Wenn wir jedoch den constanten Befund einer mehr oder weniger starken Vermehrung der weissen Blutkörperchen und von zahlreichen Flocken und Gerinseln berücksichtigen, so gelangen wir zu dem Wahrscheinlichkeitsschlusse, dass jedes in die Bauchhöhle injicirte defibrinirte Blut zunächst eine Verdünnung durch Exsudation von Seiten des Peritoneums erfährt, und dass erst secundär die resorbirende Thätigkeit derselben das Uebergewicht erhält und die Eindickung herbeiführt.

Dabei wird eine unbefangene Betrachtung der letzten Versuchsgruppe, welche, lange bevor ich auf einen Unterschied zwischen dem eigenen und dem eigenartigen fremden

Blute aufmerksam wurde, angestellt ist, nicht verkennen können, dass doch auch hier wieder das eigene Blut ein besonderes, auffallendes Verhalten zeigt. Man könnte geneigt sein, anzunehmen, dass bei dem eigenen Blute in den ersten Stunden eine erheblichere Exsudation erfolgte, als bei dem eigenartigen fremden, welche event. ebenso, wie bei unseren an der Pleura angestellten Experimenten, auch innerhalb des Peritoneums eine rel. längere Zeit bemerkbare Verdünnung des Blutes verursachte. Doch zur Entscheidung dieser Frage genügt die Zahl der in der letzten Tabelle enthaltenen Versuche offenbar nicht.

Ich habe absichtlich auf die Quantität des bei den Sectionen in der Bauchhöhle gefundenen Blutes, welche nur durch annähernde Schätzung bestimmt wurde, wobei grosse Fehlerquellen mit in Kauf genommen werden müssen, keinen besonderen Werth gelegt. Wie die betr. Zahlen in der Tab. V unter einander stehen, könnte man die Ursache des Concentrationsunterschiedes zwischen den eigenen, verdünnten Blutproben und den eigenartigen fremden, eingedickten in einer rel. schnelleren Resorption der rothen Blutkörperchen im ersteren Falle bei für beide Blutarten ziemlich gleich grosser Volumenabnahme vermuthen. Wie oben bemerkt wurde, liess sich diese Erklärung für den gleichen, bei den Pleuraexperimenten beobachteten Concentrationsunterschied der Blutproben nicht aufrecht erhalten; ich bin desshalb geneigt, auch für die an der Bauchhöhle angestellten Versuche, entgegen den sehr unsicheren Volumenschätzungen, diese Auffassung abzulehnen.

V. Welche Veränderungen erfährt das in die Pleurahöhle infundirte, defibrinirte Blut innerhalb der ersten 24 Stunden seines Verweilens dortselbst?

Wir gelangen zu den noch nicht besprochenen Pleurainfusionen, bei welchen die Blutuntersuchung bereits nach wenigen Stunden ausgeführt wurde. Sie sind nur wenige an der Zahl und desshalb nicht zu einigermassen sicheren Schlussfolgerungen geeignet.

Bei sämmtlichen wurden gleichzeitig in die Bauchhöhle Infusionen vorgenommen, und soweit diese letzteren zu einem zahlenmässigen Resultate führten, sind die betr. Experimente bereits früher ausführlicher mitgetheilt worden (Tab. V). In der folgenden Uebersicht sind alle hierher gehörigen Versuche kurz zusammengestellt:

Tabelle VI.

Versuchs-nummer.	Thier.	Wie viel infundirt?	Zusammensetzung des infund. Blutes.	Wie lange in der Pleura?	Wie viel bei der Section gefunden?	Zusammensetzung dieses Blutes.	Dasselbe in Proc. der ersten Bestim.	Differenz der Proc. der ersten Bestim.	Bemerkungen.
XIX s. Tab. V	Kaninchen.	6 ccm eigenes Blut.	10 % Hgl	¾ St.	6 ccm	9,51 % Hgl	95,1	— 5	Gleichzeitig peritoneale Inf. Verblutet. Probe bildet einen weichen Klumpen. Nach 24 stündigem Stehen wenig einzelne farblose Blk; kleine Gerinsel mit sehr zahlreichen weissen Blk, ferner mit rothen und mit Fibrin.
XXV	Kaninchen.	6 ccm eigenes Blut.	—	1½ St.	4—6 ccm	Bestimmung wegen schneller Gerinnung nicht möglich.			Gleichzeitig peritoneale Inf. von 7 ccm. Im Bauche nur dünne hellrothe Schicht auf den Eingeweiden gefunden, nicht zur Untersuchung genügend. Thier verbl.
XXVI	Kaninchen.	12 ccm eigenart. fremdes Blut.	10 % Hgl 8,308 % Trrst	1½ St.	?	9,618 % Hgl 15,43 % ? Trrst	96,1 185,7	— 4 + 85,7	Gleichzeitig peritoneale Jnf., 40 ccm resorbirt. — Genickschlag. Blut aus Pleura gerinnt; ziemlich grosse, sich schwer entfärbende Flocken.
XXVII	Kaninchen.	9 ccm eigenart. fremdes Blut.	10,63 % Hgl 9,30 % Trrst	5 St.	9 ccm	10,67 % Hgl 14,64 % ? Trrst	100,3 157,4	+ 0,3 + 57,4	Gleichzeitig peritoneale Inf. (27 ccm resorbirt) und Injection in das r. Kniegelenk.*) — Verblutet. Blut aus Pleura klumpig, zahlreiche ganz feine Flocken; keine Schatten; weisse Blk entschieden vermehrt, häufig zu 4—8. Auf der Oberfläche der r. Lunge 1 Ecchymose.
XXIII s. Tab. V	Kaninchen.	4 ccm eigenes + eigenart. fremdes Blut. (⅔)	10 % Hgl 14,49 % Trrst 68,1 Blk	4 St.	3 ccm	13,34 % Hgl 16,88 % Trrst 75,1 Blk	133,4 116,5 110,2	+ 33,4 + 16,5 + 10,2	Gleichzeitig peritoneale Inf. Genickschlag. Blut aus Pleura enthält zahlreiche kleine Flocken, von denen sich einige schwieriger entfärben. Etwa ein weisses Blk auf 100—150 rothe; wenig Schatten.

*) s. Tab. VII, S. 85.

Als characteristisches Merkmal dieser letzten Versuchsgruppe ist die in einem Zeitraume von $^3/_4$ bis 5 Stunden nach der Infusion des Blutes in die Pleurahöhle regelmässig erfolgte seröse Exsudation und Auswanderung farbloser Blutkörperchen von Seiten der pleuralen Serosa hervorzuheben. Beide Vorgänge liessen sich an dem ausgeschöpften Blute nachweisen: durch microscopische Schätzungen des Gehaltes an farblosen Blutkörperchen, durch das Auftreten zahlreicher kleiner Flocken und Gerinsel und in 2 Fällen durch die nachträglich eingetretene totale Gerinnung.

Bei Versuch XIX und XXVI ist die auf diese Weise hervorgerufene Verdünnung durch die Abnahme des Hämoglobingehaltes um 5 und 4 % ausgedrückt; bei Versuch XXVII wurden auch Flocken und Vermehrung der farblosen Blutkörperchen constatirt, der Hämoglobingehalt wurde aber nach 5 Stunden noch in derselben Höhe wie vor der Infusion gefunden. Wir müssen daraus schliessen, dass das Versuchsthier gerade zu einer Zeit getödtet wurde, wo das kurz vorher durch seröses Exsudat verdünnt gewesene Blut, in Folge stärkerer Wirkung der resorbirenden Kräfte, wieder etwas eingedickt war, so dass die vorgefundene Flüssigkeitsmenge ungefähr der infundirten Blutmasse gleichkam, sich aber durch die Bestandtheile des Exsudates von dieser unterschied. Würde das Thier noch einige Stunden länger am Leben geblieben sein, so hätte man dann vermutlich das Blut in der Pleura bedeutend stärker eingedickt vorgefunden.

Dass bei Versuch XXIII nach nur 4 Stunden eine ziemlich beträchtliche Concentration des injicirten Blutes zu Stande gekommen war, lässt sich wohl auf die verhältnissmässig sehr kleine Menge des eingespritzten Blutes zurückführen. Die wenigen ccm konnten eben in kurzer Zeit von der pleuralen Serosa resorbirt werden, und desshalb zeigte sich auch rel. früh das dem vollständigen Verschwinden des Blutes näher liegende Stadium starker Eindickung.

Sehr auffallend ist das enorme Ansteigen des Trockenrückstandes in Versuch XXVI und XXVII, und wenn man damit zusammenhält, dass gerade in diesen Fällen ein ungewöhnlich niedriger Werth für den Trockenrückstand des Blutes vor der Infusion gefunden wurde, so könnte es wohl zunächst scheinen, als wenn hier eine Ausgleichung im Gehalte an festen Stoffen zwischen dem injicirten Blute und dem der Wahrscheinlichkeit nach mit einem reicheren Gehalte an festen Stoffen ausgestatteten eigenen Blute des Versuchsthieres stattgefunden hätte. Diese Erklärung ist jedoch nicht haltbar, weil gerade das in Versuch XXVI infundirte Blut mit nur 8 % Trockenrückstand von dem Thiere des Versuches XXVII herstammte, nachdem dem letzteren Blut mit 9 % Trockenrückstand infundirt war. Hier hatte also das circulirende Blut des Thieres einen Gehalt an Trockenrückstand von 8 %, das infundirte von 9,3 %; der Trockenrückstand für das aus der Pleura ausgeschöpfte Blut von 14 % kann also nicht als ein Mittelwerth zwischen dem Gehalte des kreisenden und des infundirten Blutes an festen Stoffen betrachtet werden. Da ferner die Bestimmung der betr., abnorm niedrigen Trockenrückstände zusammen ausgeführt wurde, so scheint es mir am wahrscheinlichsten, dass bei den Wägungen ein jetzt nicht mehr näher festzustellender, gemeinsamer Fehler stattgefunden hat.

Es entsteht nun noch die Frage: können wir in den letzten Experimenten den gleichzeitig ausgeführten Infusionen in die Bauchhöhle irgend einen Einfluss auf die Art der Veränderungen, welche das Blut in der Pleurahöhle erfuhr, beimessen? — Wenn gleichzeitig dieselben Blutquantitäten in die Bauch- und Brusthöhle eingespritzt werden, so wird offenbar, entsprechend der unverhältnissmässig grösseren resorbirenden Fläche, welche das Peritoneum der Pleura gegenüber darbietet, nicht nur die Aufsaugung des Blutes aus der Bauchhöhle erheblich schneller als aus der Pleura erfolgen, sondern es ist auch sehr wahrscheinlich, dass das Blut aus der Pleurahöhle unter diesen Umständen überhaupt langsamer resorbirt wird, als es geschehen wäre, wenn nicht gleichzeitig eine peritoneale Infusion stattgefunden hätte.

Es ist also zu vermuthen, dass die gleichzeitig ausgeführte peritoneale Blutinfusion eine zeitliche Verschiebung in dem Grade der Veränderungen, welche das in die Pleura eingespritzte Blut erleidet, herbeiführt, dass aber ein Einfluss auf die Qualität dieser Veränderungen sich nicht geltend macht.

VI. Welche Veränderungen erfährt das in die Kniegelenke von Kaninchen injicirte, defibrinirte Blut?

Aus den früheren Versuchsprotocollen ist ersichtlich, dass mehrfach gelegentlich ausser den pleuralen und peritonealen Blutinfusionen auch in die Kniegelenke der betr. Thiere geringe Mengen defibrinirten Blutes eingespritzt wurden.

Wenn ich vorläufig auch nur über die Resultate von 5 solcher Injectionen verfüge, so stelle ich dieselben doch im Folgenden kurz tabellarisch zusammen, um auf die Aehnlichkeiten und Verschiedenheiten aufmerksam zu machen, welche sie im Vergleich zu den früher mitgetheilten Infusionen in die Brust- und Bauchhöhle darbieten.

Die für den Chirurgen so wichtige und interessante Frage, wie sich Blutergüsse in den Gelenken bezüglich der Gerinnung verhalten, wurde bereits eingangs flüchtig berührt; ich kann hier noch einige dieser Frage gewidmete Experimente anführen, welche Riedel in der oben (S. 11) citirten Arbeit beschrieben hat. Zunächst betont er, dass beim Kaninchen die Sehnenscheide des M. extens dig. long., welcher, mit schmaler Sehne vom Cond. ext. femoris entspringend, frei durch das Kniegelenk zieht, mittelst schmalen Spaltes mit dem Gelenke communicire, und dass in Folge dessen Flüssigkeiten und auch kleine Fremdkörper bei Bewegungen des Thieres leicht aus dem Gelenke in die Umgebung des Muskels nach dem Fussgelenke zu fortgeleitet würden.[1])

[1]) Schüller (Experimentelle und histologische Untersuchungen über die Entstehung und Ursachen der scrophulösen und tuberculösen Gelenkleiden, Stuttgart 1880, S. 90 Anm.) bemerkt dazu, dass nach seinen Erfahrungen die betr. Sehnenscheide nicht regelmässig mit dem Gelenke durch einen „schmalen Spalt" communicirt. Er fand bei seinen Injectionen, welche sich allerdings meist auf kleinere Mengen, als sie Riedel anwandte, beschränkten, nur ganz ausnahmsweise, dass die injicirte Flüssigkeit längs der Sehnenscheide des M. extens. dig. aus dem Gelenke abge-

Desshalb liess Riedel die Thiere nach den Blutinjectionen in die Kniegelenke bis zur Beendigung der Versuche aufgebunden. 3 Experimente wurden ausgeführt, um festzustellen, ob und in welchem Grade ganzes, aus der Femoralarterie eines Kaninchens direct in das Kniegelenk eines anderen Kaninchens übergeleitetes Blut gerinnt. Die betr. Protocolle seien hier wörtlich wiedergegeben:

„1. Injecction in beide Kniegelenke, links prall rechts mässig gefüllt. Thier liegt fast ohne Bewegung. Eröffnung der Gelenke nach 1/2 St.: Links ist ein Theil des Blutes in die Extensorensehnenscheide geflossen. Der im Gelenke gebliebene Rest ist zur Hälfte flüssig, zur Hälfte geronnen in Form mehrerer durch und durch rother flacher Kuchen, die frei im Gelenke liegen; rechts blieb sämmtliches Blut im Gelenke, 1/3 gerann in derselben Form wie l., 2/3 sind flüssig.

2. Ausgiebige Injection ins l. Kniegelenk, das 1/2 St. lang prall gefüllt blieb, um dann nach einer heftigen Bewegung des aufgebundenen Thieres ziemlich plötzlich abzuschwellen. Obduction nach 1 1/2 St. Das Gelenk ist frei von flüssigem Blute; 3—4 grosse derbe Gerinsel, z. Th. am Rande weisslich verfärbt liegen darin. Extensorensehnenscheide gefüllt z. Th. mit flüssigem, meist mit geronnenem Blute.

3. Injection in beide Kniegelenke, die stark gefüllt, ebenfalls erst 1/2 St. später nach Befreiungsversuchen des Thieres abschwellen. 15 St. später finden sich in beiden Gelenken grosse derbe trockene Coagula, ebenso ist auch das beiderseits mit dem Extensor gewanderte Blut geronnen, nirgends mehr eine Spur von Flüssigkeit."

Riedel kommt zu dem Schlusse, dass die Synovialmembran des Kniegelenkes beim Kaninchen im Stande sei, 2/3 des injicirten ganzen Blutes flüssig zu erhalten; 1/3 gerinnt, und die Schicksale der so gebildeten Coagula hat Riedel bei zahlreichen Versuchen weiter verfolgt. — Er findet den flüssigen Inhalt der Gelenke nach Einspritzung von ganzem Blute, nachdem der nicht geronnene Theil des Letzteren binnen kurzer Zeit daraus verschwunden ist, gegenüber der normal vorhandenen Synoviamenge kaum vermehrt; er bestand aus einer klaren Flüssigkeit, welche rothe Blutkörperchen, ganz spärliche Schatten und zahlreiche weisse Blutkörperchen enthielt.

Meine eigenen Versuche sind folgende:

---

führt wurde, und bezieht die Beobachtungen Riedel's darauf, dass verhältnissmässig grosse Mengen unter hohem Drucke eingespritzt wurden. Bei solchen „forcirten Injectionen" fand Schüller, dass die Flüssigkeit die Gelenkkapsel auch an anderen Stellen durchbrach.

Tabelle VII.

Thier und Versuchsnummer.	Wie viel injicirt?	Nach wieviel Stunden Thier getödtet?	Sectionsbefund.	Bemerkungen.
Kaninchen. Versuch XXII (s. S. 75 und Tab. V).	$2^1/_2$ ccm eigenartigen fremden Blutes in jedes Knie mit 41,8 Blk.[1])	Nach 3 St. Genickschlag.	Im rechten Kniegelenk $^1/_2$—1 ccm blutige Flüssigkeit mit 84,2 Blk; nur ganz vereinzelte farblose Blk. Im l. Knie kaum Flüssigkeit. — Bänder und Kapsel der Gelenke ödematös und blutig infiltrirt (bes. l.), ebenso wie die Weichtheile nach dem Ober- und Unterschenkel zu. Auf dem Schnitt lässt sich weder flüssiges noch geronnenes Blut isoliren. Ob Blut in diese Theile von vornherein eingespritzt war, oder nachträglich vom Gelenk aus hineingelangt ist, bleibt zweifelhaft.	Gleichzeitig pleurale und peritoneale Infusion.
Kaninchen. Vers. XXVII (s. S. 80).	2 ccm eigenartigen fremden Blutes in r. Knie.	Nach 5 St. verblutet.	Peripher vom Knie zwischen den Muskeln klumpiges, schwarzes Blut; im Gelenk 2 Tropfen dunkelrothe, fadenziehende Flüssigkeit.	dsgl.

[1]) S. Vers. XI S. 50 u. Anm.

Tabelle VII (Fortsetzung).

Thier und Versuchs-nummer.	Wie viel injicirt?	Nach wieviel Stunden Thier getödtet?	Sectionsbefund.	Bemerkungen.
Kaninchen. Vers. XIV (s. S. 60 und Tab. III).	2 ccm eigenes Blut in jedes Knie.	Nach 20 St. verblutet.	Beide Knie enthalten ca 1 ccm leicht braunrothe, fadenziehende, dicke Flüssigkeit. Blutige Infiltration der Weichtheile am Ober- und Unterschenkel. Flüssigkeit aus l. Knie (nach Zusatz von 3 % Chlornatriumlösung) enthält zahlreiche gut erhaltene rothe Blk, einzelne Schatten und etwa auf 10 rothe ein weisses Blk; letztere nicht zu Gruppen angeordnet. Keine Gerinsel.	Gleichzeitig pleurale Infusion.
Kaninchen. Vers. XXVIII (nicht in den früheren Tabellen enthalten).	2 ccm eigenes Blut in r. Knie.	Nach 45 St. verblutet.	1 ccm zähe, röthliche Flüssigkeit im Gelenk; intacte rothe, viel farblose Blk, etwa 1/3 soviel wie rothe. Zahlreiche Körnchen in den farblosen Blk und in der Flüssigkeit = Fett und Eiweiss. Kleine körnige Felder mit Blk = Gerinsel. Blutige Infiltration der Weichtheile in der Umgebung des Gelenkes.	Gleichzeitig pleurale Infusion; dabei Lungenverletzung; wegen sofortiger Gerinnung des Blutes nach Eröffnung der Pleura Bestimmung nicht ausführbar.
Kaninchen. Vers. XI (s. S. 50 und Tab. I).	2 1/2 ccm eigenartiges fremdes Blut in jedes Knie.	Nach 48 St. Genickschlag.	Im r. Knie fast weisse Gallerte, beim Einschnitt hervorquellend; nicht weiter untersucht. Im l. Knie leicht röthliche Gallerte, rothe und weisse Blk beinahe zu gleichen Theilen vorhanden; letztere zu Gruppen angeordnet. Häufig Schollen, aus körniger Masse (Fibrin) mit farblosen Blk bestehend.	Gleichzeitig pleurale und peritoneale Infusion.

Diesen Versuchen möchte ich folgende Bemerkungen hinzufügen: Es war zunächst sehr auffallend, dass mit Ausnahme von Nr. XI bei allen Versuchen eine erhebliche blutige Infiltration der Weichtheile des Ober- und bes. des Unterschenkels beobachtet wurde. Ich glaube nicht, dass diese Erscheinung Etwas mit der Resorption des Blutes aus den Gelenkhöhlen zu thun hat, sondern vermuthe,[1]) dass sie wesentlich auf den hohen Druck, unter welchem injicirt wurde, und auf die Muskelaction der sofort nach den Einspritzungen losgebundenen Thiere zu beziehen ist. Die Injectionen wurden mit feincanüliger Pravaz'scher Spritze ausgeführt, und es war zuweilen ein ziemlich beträchtlicher Druck nothwendig, um das Blut durch die feine Canüle hindurchzupressen. Dabei konnte leicht Blut durch die Punctionsöffnung in die Weichtheile zurücktreten, auch konnten leicht Einrisse in die Gelenkkapsel, welche besonders an der Spitze des oberen Recessus sehr dünn zu sein scheint, und damit Austritt von Blut in die Muskelinterstitien zu Stande kommen. Und wenn dies nicht während der Operationen geschah, so mussten die Muskelbewegungen der losgebundenen Thiere Blut, ausser event. in die Scheide des M. extens. dig. long., auch durch die Einstichwunde hindurchtreiben, bis der intraarticuläre Druck entsprechend herabgesetzt war.

Ich betrachte also den Befund von Blut in der Umgebung der Gelenke als ein Accidens, welches zu vermeiden gewesen wäre, nehme aber doch an, dass immer noch ein gewisser Theil des injicirten Blutes in den Gelenkhöhlen verblieben ist. Wenn Riedel meint, dass man bei dem Kniegelenke des Kaninchens wegen dessen Communication mit der erwähnten Muskelscheide nicht feststellen könne, ob die Gelenkkapsel selbst Blutkörperchen resorbirt, oder ob dieselben nur von jener Muskelscheide aufgenommen werden, so mag dies von einem ganz strengen Standpunkte aus seine Richtigkeit haben, aber wir dürfen doch wohl schon aus der menschlichen Pathologie den Rückschluss machen, dass auch

[1]) s. Anm. S. 83.

beim Kaninchen die Gelenkkapsel das Geschäft der Blutresorption besorgen kann, und meine Versuche sprechen auch für diese Annahme.

Bei unseren Experimenten zeigt sich ein erheblicher Unterschied in der Beschaffenheit des injicirten Blutes, je nachdem dasselbe nur 3 und 5, oder 20—48 Stunden in den betr. Gelenken verweilt hatte. In den ersteren Fällen fanden sich: bei Versuch XXII eine Vermehrung der rothen Blutkörperchen auf das Doppelte und nur vereinzelte farblose Blutkörperchen; bei Versuch XXVII wurde eine dunkele, fadenziehende Flüssigkeit gefunden. Beides spricht für Eindickung der injicirten Blutflüssigkeit. 20—48 St. nach den Einspritzungen hatte der Gelenkinhalt dagegen nur noch «leicht braunrothe», «röthliche», «leicht röthliche» oder «fast weisse» Farbe, war zäh, dickflüssig, und enthielt sehr zahlreiche farblose Blutkörperchen.

Die gewonnenen Ergebnisse lassen sich — allerdings wegen der geringen Anzahl der Versuche nur bedingungsweise — in folgender Weise auffassen: das eingespritzte Blut wurde in doppelter Weise verändert, einmal durch Hinzutreten der bei der Injection schon in dem Gelenke vorhandenen und der später neu abgesonderten Synovia, und ferner durch die Resorption, welche zunächst eine Eindickung bewirkte.

Wenn wir die Beschaffenheit des Gelenkinhaltes nach 20 und mehr Stunden mit der Zusammensetzung des Blutes vergleichen, wie wir sie nach Infusion von eigenartigem fremdem Blute in die Pleura zu derselben Zeit fanden,[1]) so ergiebt sich ein geradezu entgegengesetztes Verhalten. Zur Erklärung möchte ich die folgende hypothetische Annahme machen.

An der pleuralen Serosa müssen Einrichtungen vorhanden sein, welche ununterbrochen mit Leichtigkeit reichliche Mengen einer Flüssigkeit von der Zusammensetzung und Consistenz eines gewöhnlichen Exsudates aufnehmen können

[1]) Auch für das injicirte eigene Blut musste eine nur später als bei dem eigenartigen fremden Blute erfolgende Resorption unter Eindickung angenommen werden.

(s. auch unten S. 99); die Gelenkkapseln müssen dagegen befähigt sein, unter normalen Verhältnissen jederzeit eine Flüssigkeit von der Beschaffenheit und Consistenz der Synovia zu resorbiren. Nehmen wir weiter an, dass ein Bluterguss in beiden Arten von serösen Höhlen immer zuerst eine erhöhte Exsudation anregt, und dass erst allmählich die resorbirenden Kräfte die Oberhand gewinnen, so hätten wir jetzt eine Grundlage gewonnen, um das verschiedene Verhalten des Blutes bei unseren Versuchen, je nachdem es in die Pleura oder in die Kniegelenke injicirt war, zu verstehen.

Von der pleuralen Serosa wird nach Analogie der physiologischen Vorgänge am leichtesten und schnellsten eine Flüssigkeit aufgesaugt werden, welche in Zusammensetzung und Consistenz dem normalen Pleuraexsudat am nächsten kommt; das eingespritzte Blut wird also gewissermassen filtrirt: eine an Blutkörperchen arme, seröse Flüssigkeit wird zuerst resorbirt, während die Hauptmasse der Blutkörperchen zunächst zurückbleibt, um dann später langsamer auch zu verschwinden. In den Gelenken dagegen wird das eingespritzte Blut wegen seiner geringeren Consistenz leichter und schneller resorbirt werden können, als die in vermehrter Menge vorhandene Synovia, die Filtration wird also hier in umgekehrtem Sinne stattfinden, indem die Synovia zunächst zurückbleibt, während das Blut — vielleicht anfänglich unter Eindickung — an erster Stelle aufgesaugt wird.

In dieser Weise kann man sich allenfalls die Resultate unserer wenigen Blutinjectionen in die Kniegelenke von Kaninchen erklären.

D. Die Arbeiten von Penzoldt und Cordua.

(Bereits oben im Texte mehrfach citirt.)

Ich schalte hier eine Besprechung der für unser Thema wichtigsten beiden Arbeiten von Penzoldt und Cordua ein, soweit dieselbe nicht schon gelegentlich in den früheren Abschnitten geliefert ist.

Penzoldt beobachtete einen Fall von durch Quetschung des Thorax entstandenem Blutergusse in die l. Pleurahöhle, bei welchem durch zwei, 14 Tage nach der Verletzung vorgenommene Probepunctionen flüssiges, erst einige Zeit nach der Entleerung gerinnendes Blut gewonnen wurde. Der 2. Probe war ein kleines Eitergerinsel beigefügt. 8 Wochen nach der Verletzung war der Erguss vollkommen resorbirt. Penzoldt stellte im Anschluss an diese Beobachtung eine grössere Versuchsreihe an Thieren (meist Kaninchen) an, um das Verhalten von Blutergüssen in serösen Höhlen überhaupt zu studiren, wobei wesentlich die Bedingungen der Gerinnung und der Einwirkung des extravasirten Blutes auf die betr. serösen Häute festgestellt werden sollten.

Aus diesen Experimenten schöpfte Penzoldt für die Erklärung seiner Krankenbeobachtung die folgenden Anhaltspunkte — allgemein gültige Schlüsse will er aus seinen Untersuchungen nur mit grosser Vorsicht gezogen wissen —: a) 14 Tage nach der Verletzung war wahrscheinlich das in die Pleura ergossene Blut geronnen, und es befanden sich vermuthlich Coagula in derselben, b) die entleerte, blutkörperchenreiche Punctionsflüssigkeit kann als ein Gemisch aus dem flüssigen Theile des ergossenen Blutes und pleuritischem Exsudate aufgefasst werden. Dass nach der Entleerung Gerinnung erfolgte, ist mit dieser Annahme gut vereinbar. — Es bleibt für den Leser eine gewisse Unklarheit bestehen, ob Penzoldt der Ansicht ist, dass eine Trennung des gesammten extravasirten Blutes in Coagula und blutkörperchenreiches Serum stattgefunden hat, oder ob der Bluterguss als nur zum Theil geronnen, zum Theil aber flüssig geblieben betrachtet werden soll.

Die wesentlichen allgemeinen Resultate der von Penzoldt angestellten Experimente sind:

1) Die Serosa der Pleura- und Peritonealhöhle vermag Blutergüsse einige Stunden lang in flüssigem Zustande zu erhalten, rel. kleine länger als grosse.

2) Bereits nach einem Tage tritt, wenn nicht inzwischen Resorption stattgefunden hat, Gerinnung des Blutes und entzündlicher Erguss von Seiten der betheiligten serösen Membranen auf.

Penzoldt hat sich bemüht, die Versuchsbedingungen bei seinen Experimenten möglichst zu variiren, sodass dieselben in jedem einzelnen Falle in irgend einer Beziehung von denen der übrigen Fälle abwichen. Man darf vielleicht darüber im Zweifel sein, ob dies gerade als ein besonderer Vorzug der Arbeit anzusehen ist; wenigstens ist die Verallgemeinerung der einzelnen Versuchsergebnisse dadurch wesentlich erschwert, und es kommt auch noch hinzu, dass der Leser wegen des Fehlens von genaueren Protocollen über die meisten Versuche nicht in der Lage ist, den Einfluss mancher, erheblicher Verschiedenheiten in den Versuchsbedingungen auf die Resultate zu controliren.

Penzoldt meint bezüglich der verschiedenen Methoden, wie er das ganze Blut aus dem Gefässe des spendenden Thieres in die seröse Höhle des Versuchsthieres hineinbrachte, es sei gleichgiltig, auf welche Weise es diesen Weg zurücklege, wenn es nur ungeronnen, ohne Luftzutritt und ohne wesentliche Verletzung der betreffenden serösen Häute hineingelange. Er hat das Blut entweder durch ein mit Kochsalzlösung gefülltes Röhrensystem, den Blutdruck des spendenden Thieres als treibende Kraft benutzend, oder mittelst einer in Kältemischung abgekühlten Pravaz'schen Spritze, oder endlich in den meisten Fällen mit Hülfe eines Hebeapparates, in welchem das Blut mit abgekühltem Quecksilber in Contact kam, in die betr. Höhlen übergeleitet. Er berichtet ausdrücklich, dass eine grössere Anzahl von Experimenten durch Gerinnung in den benutzten Apparaten fehlschlug.

Ebensogut kann es natürlich geschehen, dass das Blut nach dem Passiren des Ueberleitungsapparates, in Folge der schädlichen Einwirkung der Berührung mit dem leblosen Materiale, erst in der Pleura- oder Peritonealhöhle in toto, unmittelbar nach der Infusion, gerinnt. Ein solches Vorkommniss wäre für die Werthschätzung des betr. Experimentes gleichbedeutend mit einer innerhalb des Apparates erfolgenden Gerinnung. Es erhellt hieraus, wie schwierig es ist, bei der Beurtheilung der Versuchsergebnisse die in den Veranstaltungen zu den Infusionen selbst gelegenen Fehlerquellen einzuschränken bezw. auszuschalten.

Ein übersichtliches Referat über die Resultate, welche Penzoldt bei seinen Einspritzungen von ganzem Blute speciell in die Pleura erhalten hat, müsste fast diesen ganzen Abschnitt der Arbeit copiren, da «die Methode in keinem einzigen der 15 gut gelungenen Experimente von einer weit grösseren Versuchsreihe vollkommen der in einem anderen angewendeten glich». Besonderen Werth legt Penzoldt auf sein ausführlicher mitgetheiltes Experiment Nr. 12, welches er, wie es scheint, gewissermassen als typisch betrachtet.

Hier wurden 11 Portionen von dem in die Pleura eines Kaninchens infundirten Blute (30 ccm) mit der Pravaz'schen Spritze ausgezogen und auf nachträgliche Gerinnung geprüft. Zwei in den ersten 1½ St. nach der Infusion entnommene Proben gerannen nachträglich vollständig. In der Zeit von beinahe 3 St. nachher bis zum 6. Tage erfolgte in weiteren 6 Proben keine Gerinnung. Vom 7. bis 9. Tage trat in 3 Proben sehr träge Gerinnung ein. Penzoldt erklärt sich diese Ergebnisse so, dass in den ersten 1½ St. das injicirte Blut ganz oder noch theilweise flüssig war und nach der Entleerung aus der Pleura die normale Gerinnung einging, dass aber bei den folgenden Punctionen nur geronnenes Blut in der Pleura vorhanden war, und die ausgesaugte, nicht gerinnende Flüssigkeit das Serum dieses Blutes darstellte, und dass dann endlich die vom 7. Tage an wieder auftretende Gerinnung der einzelnen Proben auf pleuritisches Exsudat zu beziehen sei, welches zu jenen Producten der Gerinnung in grösserer Quantität neu hinzugetreten war.

Ob man diesen und die anderen ähnlich verlaufenen Versuche direct auf die Verhältnisse beim Menschen übertragen darf, erscheint Penzoldt zweifelhaft, wenn es auch an und für sich nicht unwahrscheinlich ist, dass unter Umständen der Verlauf eines intrapleuralen Blutergusses beim Menschen sich ebenso wie in dem Experimente wird gestalten können. Auf jeden Fall ist zu vermuthen, dass in dem angezogenen Versuche Nr. 12, sowie in den verwandten Fällen, die Berührung des Blutes mit dem Ueberleitungsapparate und die zahlreichen Punctionen nicht ohne mitbestimmenden Einfluss auf das Verhalten des infundirten Blutes gewesen sind.

Den Schluss, dass schon 24 St. nach eingetretenem Hämatothorax ein seröser Erguss mit reichlichem Gehalte an farblosen Blutkörperchen von Seiten der Pleura entstehen kann, zieht Penzoldt besonders aus einem Experimente, bei welchem er zufällig allein von allen seinen Pleurainfusionen eigenes Blut desselben Thieres einem halbwüchsigen Böckchen eingespritzt hatte. Nach dem, was oben, an meine Versuche anknüpfend, über das auffallende Verhalten des eigenen Blutes gesagt wurde, muss gerade dieses Experiment Penzoldt's als minder beweiskräftig angesehen werden. — An der pleuralen Serosa beobachtete Penzoldt in 10 seiner Versuche, bei welchen genauere Notizen gemacht wurden, 3 mal keine, 7 mal Veränderungen, welche auf Vorhandensein von Entzündung hindeuteten.

Durch den Erfolg als am vorwurffreisten gekennzeichnet sind 3, bereits Seite 15 eingehender besprochene wichtige Beobachtungen Penzoldt's über Resorption von ganzem Blute in flüssigem Zustande durch das Peritoneum. Es wurde bereits oben näher ausgeführt, dass dieser Verlauf in der Hälfte der Versuche von intraperitonealer Infusion nicht die

Bedenken beseitigt, welche man in Bezug auf die zur Verwendung gekommenen, geradezu die Gerinnung begünstigenden Methoden der Ueberleitung des zu injicirenden Blutes hegen muss. Es wurde betont, wie eben die besonderen physicalischen und physiologischen Eigenthümlichkeiten der Peritonealhöhle im Stande sind, jene Bedenken abzuschwächen und vielleicht zum grössten Theil zu entkräften, im Gegensatze zu den Bedingungen, wie sie in der Pleurahöhle gegeben sind. Dass auch die hervorgehobenen Fehlerquellen keineswegs nur der speciellen Methode, welcher sich Penzoldt bediente, anhaften, sondern mit den Schwierigkeiten, welche die zu behandelnde Aufgabe überhaupt der experimentellen Prüfung darbietet, zusammenfallen, wurde auch bereits angedeutet.

Veränderungen entzündlicher Natur wurden bei den Versuchen an der peritonealen Serosa nicht gefunden, was Penzoldt aus den von den Pleuraexperimenten verschiedenen Versuchsbedingungen erklären zu können glaubt (kürzeres Verweilen des Blutes in der Bauchhöhle und Infusion von absolut und relativ kleineren Mengen).

An der Pericardialhöhle hat Penzoldt 2 Experimente sehr complicirter Art angestellt, welche er nicht für unbedingt verallgemeinerungsfähig hält, die aber, an und für sich betrachtet, für eine rasch eintretende Gerinnung des infundirten ganzen Blutes in dieser Höhle sprechen.

Ueber die Concentrationsänderungen des infundirten Blutes äussert sich Penzoldt nur gelegentlich in einer Anmerkung. Er hat beobachtet, dass die blutähnliche Flüssigkeit mitunter, besonders wenn sie nach nur kurzem Verweilen des Blutes im Thorax gewonnen war, mehr hellroth, zuweilen auffallend dünn und gelblichroth aussah; gewöhnlich, zumal nach längerem Aufenthalte im cavum pleurae, hatte sie braunrothe Farbe. Etwas Sicheres liess sich aber aus den Farbenunterschieden etc. nicht schliessen. Diese Angaben stimmen im Allgemeinen mit den oben aus den eigenen Versuchen gezogenen Schlussfolgerungen überein.

Cordua hat in seiner Arbeit «über den Resorptionsmechanismus von Blutergüssen» eingehend die Veränderungen des in die Bauchhöhle von Hunden injicirten Blutes studirt. Aus seinen Resultaten seien die folgenden, als für unsere Betrachtung von besonderem Interesse, hervorgehoben:

a) Ganzes, gleichartiges [1]), Hunden in die Bauchhöhle infundirtes Blut scheidet sich in einen gerinnenden und einen flüssig bleibenden Theil. Der erstere verändert sich sammt den eingeschlossenen Blutkörperchen in loco, der flüssige wird resorbirt, nachdem sich in demselben während der ersten Tage nach der Infusion eine erhebliche Zunahme der farblosen Blutkörperchen und ein Auftreten zahlreicher Schatten (entfärbter rother Blutkörperchen) hat nachweisen lassen. Vom 4. Tage an zeigt der flüssig gebliebene Antheil des Blutes eine durch reichlichen Serumgehalt bedingte Verdünnung. Etwa vom 9. Tage an ist dieser flüssige Theil regelmässig verschwunden.

b) Bei unter denselben Bedingungen injicirtem defibrinirtem Blute lässt sich vom ersten Tage an eine Zunahme der farblosen Blutkörperchen nachweisen; Schatten treten in geringerer Menge als unter den Bedingungen bei a) auf. Ferner verschwindet das defibrinirte Blut schneller — und zwar spurlos —, als das ganze, aus der Bauchhöhle.

c) Fremdartiges Blut zeichnet sich durch Auftreten zahlreicher farbloser Blutkörperchen bereits in der ersten Stunde nach der Injection aus. Ausserdem werden die rothen Blutkörperchen schon am Ende des ersten Tages nicht mehr normal, sondern in Schatten umgewandelt, angetroffen. Gleichzeitig findet eine Vermehrung der injicirten Flüssigkeitsmenge durch Transsudation vom Peritoneum aus statt, und der in die Gefässbahn aufgenommene Blutfarbstoff erzeugt Hämoglobinurie.

Es ist sehr zu bedauern, dass Cordua seine Experimente nicht etwas eingehender beschrieben hat; man ist dadurch nicht im Stande, einzelne, bei der Lectüre aufsteigende Bedenken zu beseitigen und die Angaben etwas näher ins Detail zu verfolgen. So bleibt es z. Bsp. zweifelhaft, ob den Ver-

---

[1]) Dieser Ausdruck umfasst nach unserer bisherigen Bezeichnungsweise sowohl das eigene als das eigenartige fremde Blut.

suchsthieren eigenes oder eigenartiges fremdes Blut eingespritzt wurde, ob das injicirte Blut regelmässig eine Verdünnung, Eindickung, oder etwa in verschiedenen Fällen abwechselnd das Eine oder das Andere erfuhr — die letztere Frage ist vermuthlich desshalb von Cordua nicht eingehender beachtet worden, weil sie seinem Hauptthema allerdings ferner lag.

Cordua untersuchte die Veränderungen des injicirten Blutes in den ersten Tagen fast nur an Proben, welche er vermittelst einer fein ausgezogenen Glascanüle aus der Bauchhöhle heraussaugte.

Gegen dieses Verfahren lässt sich wohl Manches einwenden. Zunächst sind durch die Einführung einer Glascanüle in die Bauchhöhle, wenn sich darin ganzes, nicht defibrinirtes Blut befindet, für dieses mehrere Anlässe zur vielleicht nur partiellen Gerinnung gegeben. Es kommt hier in erster Linie die Berührung des Blutes mit dem Glas als gerinnungsbefördernd in Betracht. Wenn es ferner auch in der ersten Zeit nach der Infusion leicht sein mag, aus den abhängigen Theilen der Bauchhöhle eine Probe des hier noch in grösserer Menge vorhandenen Blutes zu erhalten, so gelingt dies doch nur durch Hin- und Herschieben der Canüle, da leicht Serosa mit angesaugt wird, und dann der Eintritt von Flüssigkeit in die Glascanüle sistirt. Bei diesen Manipulationen kommen grössere Partien des betr. ganzen Blutes mit dem todten Materiale in Berührung und können dadurch zur Gerinnung gebracht werden. Ist nun erst ein grösserer Theil des Blutes resorbirt, so war nach der Angabe Cordua's häufig ein längeres Suchen nothwendig, um etwas Flüssigkeit einsaugen zu können. Hierbei sind kleine Verletzungen des peritonealen Endothels unvermeidlich, und diese können wieder in mehrfacher Weise die erhaltenen Resultate trüben. Einmal wird es an allen diesen Stellen leicht zu kleinen Gerinselbildungen kommen, indem hier die Kraft der Serosa, das ihr aufliegende ganze Blut flüssig zu erhalten, verloren gegangen ist — ich kann die Vorstellung nicht unterdrücken, dass die kleinen, von Cordua beschriebenen, isolirten Fibrin-

und Pigmentanhäufungen, besonders auf der Oberfläche des Netzes, wenigstens zum Theil diesem Umstande ihre Entstehung verdanken. Ferner wird an diesen Stellen eine vermehrte Transsudation und Auswanderung von farblosen Blutkörperchen stattfinden.

Dazu kommt der Entzündungsreiz im Allgemeinen, welchen die unsanfte Berührung des Peritoneums durch die Glascanüle, auch ohne dass das Endothel gerade zu Grunde zu gehen braucht, setzt, und endlich die grosse Wahrscheinlichkeit der Einschleppung von Infectionskeimen durch die häufigen Punctionen. Ueber die event. Anwesenheit von Microorganismen in den Blutproben finden sich keine Angaben.

Cordua berichtet, dass er in den ersten Stunden nach den Injectionen stündlich bis 2 stündlich, allerdings auf zahlreiche Thiere vertheilt, Punctionsproben aus der Bauchhöhle entnommen hat. Es wird also doch jedes Thier mindestens einmal in 24 St. punctirt worden sein. Da nun immer, wenigstens für ganzes und defibrinirtes Blut, die Resultate eines Tages summarisch berichtet sind, so ist es nicht zu übersehen, in welchem Grade die besprochene Fehlerquelle des Entzündungsreizes durch die Einführung der Glascanüle sich geltend gemacht hat. Ebenso wäre es von grossem Interesse, zu wissen, ob bei den Thieren, von welchen der Sectionsbefund in den ersten Tagen nach der Injection mitgetheilt ist, bereits vorher Punctionen stattgefunden hatten.

Die Resultate Cordua's weichen wesentlich in folgenden Punkten von anderweitig gemachten Erfahrungen ab: einmal beobachtete er regelmässig Gerinnung des ganzen Blutes bereits kurze Zeit, nachdem dasselbe in die Bauchhöhle infundirt war — es ist davon schon an mehreren früheren Stellen die Rede gewesen —, dann fand er noch auffallend lange, regelmässig noch am 3. Tage, Reste des infundirten, defibrinirten Blutes in der Bauchhöhle vor, und endlich scheint, nach meinen allerdings in dieser Richtung nur unvollständigen Beobachtungen, die Vermehrung der farblosen Blutkörperchen in dem injicirten Blute, welche am ersten Tage bemerkbar war und sich dann noch erheblich steigerte, doch auch zum Theil ein abnormer Befund zu sein.

Wie die Versuche Cordua's in seiner Arbeit vorliegen, glaube ich, ist der Einwand berechtigt, dass seine auf eine andauernde Reizung des Peritoneums nach Injection verschiedener Blutarten hindeutenden Resultate zum Theil wenigstens auf die dem zarten Bau der peritonealen Endothelschicht nicht ganz angemessene Methode der häufigen Punctionen mit Glascanülen zurückzuführen sind.

E. Schlussbetrachtungen.

Lässt sich die bei allen unseren Experimenten beobachtete Auswanderung mehr oder weniger zahlreicher farbloser Blutkörperchen und der Erguss von seröser Flüssigkeit von Seiten der Pleura und des Peritoneums auf die physiologischen Eigenschaften der betr. Membranen beziehen, oder muss ein besonderer pathologischer Reizzustand angenommen werden? — Es fanden sich niemals nach den Infusionen von defibrinirtem Blute an den betheiligten Membranen, weder an der Pleura, noch an dem Peritoneum, Zeichen einer allgemeineren Entzündung. Speciell das Bauchfell wurde, in Uebereinstimmung mit den zahlreichen, von anderer Seite gemachten Erfahrungen, nach den Infusionen immer ganz intact gefunden; an der Pleura wurden auf der pulmonalen Fläche öfter vereinzelte kleine Ecchymosen constatirt, welche zum Theil sicher, zum Theil nur mit Wahrscheinlichkeit auf Verletzungen mittelst der Einstichcanüle bezogen werden konnten, sonst fanden sich hier auch an der costalen Fläche kleine Flecken, wie von blutiger Imbibition herrührend, und in wenigen Fällen vereinzelte fibrinöse Auflagerungen auf der pars diaphragmatica.

Nun hat von Recklinghausen[1]) gezeigt, dass es immer gelingt, aus dem Peritoneum, der Pleura und dem

[1]) a. a. O. S. 189 u. ff.

Pericard ganz frisch getödteter Thiere etwas lymphatische Flüssigkeit zu erhalten, welche entweder durch zahlreiche farblose Blutzellen getrübt ist, oder klar angetroffen wird, indem dann die zelligen Elemente in Gestalt von fibrinösen Flocken und Gerinseln ausgeschieden sind. Ferner sprechen verschiedene Gründe für die Annahme, dass in der Bauchhöhle eine andauernde Exsudation und Aufsaugung stattfinden, welche sich unter normalen Verhältnissen das Gleichgewicht halten, so dass es zu einer grösseren Flüssigkeitsansammlung nicht kommen kann.

Wir müssen uns vorstellen, dass, wenn an irgend einer Stelle, z. Bsp. der peritonealen Serosa, farblose Blutkörperchen mit einer sie einhüllenden Exsudatschicht austreten, sie sich nur kurze Zeit zwischen den an einander liegenden Blättern der betr. Membran aufhalten. Gerathen sie dann in eine Strömung, welche sie an eine für den Durchtritt durch die Endothelschicht geeignete Stelle hinführt, so wandern sie dort hinein, sie werden, wie man sich auszudrücken pflegt, resorbirt.

Wenn nun zwischen die unter normalen Verhältnissen sich berührenden Blätter einer serösen Haut ein gewisses Quantum defibrinirten Blutes gebracht wird — wie in unseren Versuchen —, so ist leicht ersichtlich, welchen Einfluss dasselbe ausüben wird. Das Gleichgewicht zwischen der serösen Absonderung und der Aufsaugung muss gestört werden. Wir wollen davon absehen, welche Wirkung der veränderte intrapleurale oder intraabdominale Druck hervorruft, und in welcher Weise die Vorgänge der Diffusion und Endosmose geändert werden; ein Grund dafür, dass die physiologische Exsudation und Auswanderung farbloser Zellen von Seiten der serösen Membran, wie sie auch immer modificirt werden mögen, ganz sistiren sollten, liegt nicht vor. Nur können, wenn z. Bsp. die ganze peritoneale Fläche mit einer dünnen Blutschicht überzogen ist, die weissen Blutkörperchen jetzt nicht direct aus dem Endothellager heraus in eine benachbarte Stelle hineinkriechen, sie haben die Blutschicht zu passiren, und wenn wir diese letztere untersuchen, so werden wir in ihr einen grösseren Gehalt an farblosen Elementen constatiren, als er vor der Infusion bestanden hatte.

Dem entsprechend waren wir auch bei unseren Versuchen aus thatsächlichen und Wahrscheinlichkeitsgründen zu der Annahme gelangt, dass das in die daraufhin untersuchten serösen Höhlen infundirte Blut regelmässig nach einiger Zeit eine Vermehrung der farblosen Blutkörperchen aufweist. — Wir würden uns zu sehr in Hypothesen einlassen müssen, wenn wir im Einzelnen verfolgen wollten, welche Combinationen der in den serösen Höhlen wirksamen Kräfte eintreten müssen, um allmählich der Resorption das Uebergewicht über die Exsudation zu verschaffen, wie wir es beobachten konnten.

Nach Allem liegt kein Grund vor, den in den verschiedenen untersuchten Blutproben gefundenen, vermehrten Gehalt an farblosen Blutkörperchen jedesmal auf eine Entzündung der betr. serösen Häute zu beziehen; wir kommen für viele Fälle mit der Erklärung aus, dass nur ein durch die besonderen Verhältnisse modificirter physiologischer Vorgang stattgefunden hat; für die meisten Fälle müssen wir allerdings eine Steigerung der physiologischen Thätigkeit annehmen, welche einen Uebergang zu wirklicher entzündlicher Reizung darstellt; und an die letztere ist besonders in den Fällen zu denken, wo sehr hohe Temperaturen nach den Infusionen beobachtet wurden.

Meine Untersuchungen haben eine Richtung eingeschlagen, wie sie so häufig bei experimentellen Arbeiten eintritt. Die ersten Versuche bezogen sich auf die Frage, ob man durch Blutinfusion in die Bauchhöhle eine einigermassen dauernde Vermehrung der Blutkörperchenanzahl im circulirenden Blute erzielen könnte. Dies war ein rein practischer Gesichtspunkt. Die weiteren Untersuchungen erstreckten sich jedoch mehr und mehr auf wesentlich theoretische Gebiete, und wenn wir zum Schlusse fragen, welche practischen Folgerungen sich aus den gewonnenen Resultaten ergeben, so müssen wir die

Versuchsreihe ziemlich weit rückwärts verfolgen, um zu dem Punkte zu gelangen, wo eine Uebertragung auf practische Verhältnisse ohne Weiteres erlaubt ist. Dennoch wollen wir zunächst den zweiten Hauptabschnitt der obigen Versuche in dieser Hinsicht etwas näher betrachten.

Es wurde dort untersucht, welche Veränderungen defibrinirtes Blut von demselben oder einem anderen Individuum in der Brust- und Bauchhöhle bei Kaninchen erleidet. Lassen sich die gewonnenen Resultate auf das Verhalten von Blutergüssen in diesen Höhlen beim Menschen übertragen? — Es kann sich dabei nur um ganz allgemeine Vergleiche handeln, sodass wohl die Zulässigkeit der Verwerthung von an Thieren gemachten Beobachtungen auf den Menschen überhaupt hier nicht in den Vordergrund gerückt zu werden braucht. Auch wird es erlaubt sein, die an defibrinirtem Blute constatirten Veränderungen für ganzes, nicht defibrinirtes, so lange es flüssig ist, in Anspruch zu nehmen, da wir gesehen haben, dass in den grossen Körperhöhlen ganzes Blut, wenn nicht besonders ungünstige Verhältnisse vorliegen, kürzere oder längere Zeit in flüssigem, ungeronnenem Zustande verharren kann. Es ist nicht wahrscheinlich, dass sich flüssiges, ganzes Blut bezüglich der Resorption und der Einwirkung auf die einschliessende seröse Membran anders verhalten sollte, als frisches, defibrinirtes Blut.

Die Versuchsergebnisse lassen sich im Wesentlichen nach 3 Richtungen hin gruppiren.

I. Es zeigte sich in einer grösseren Anzahl der Experimente eine verschiedene Reaction der Serosa, je nachdem das infundirte defibrinirte Blut dem Versuchsthiere selbst oder einem anderen Individuum derselben Species entnommen war. Dieses auffallende Verhalten ist bereits oben eingehender erörtert worden.

II. Es ergab sich, in Uebereinstimmung mit sonstigen Angaben der Litteratur, dass regelmässig und bereits kurze Zeit nach der Infusion eine zellige und seröse Exsudation in die eingespritzte Blutmasse hinein stattfindet, welche zur Bildung kleiner Flocken und Gerinsel, event. zur totalen Gerinnung des betr. Blutes (nur ausserhalb des Körpers beobachtet), Veranlassung giebt. Verschiedene Umstände sprechen dafür, dass in der menschlichen Pathologie dieselben Verhältnisse obwalten.

Wenn wir nun ferner voraussetzen, dass durch die Manipulationen, welchen das künstlich injicirte Blut bis zu seinem Eintritte in die betr. Höhle unterworfen wird, keine sehr gravirende Fehlerquelle im Vergleich zu dem unter natürlichen Bedingungen erfolgenden Bluterguss statuirt wird, so könnte man vielleicht in dieser zellig-serösen Exsudation, wenn sie in dem vorhin besprochenen Sinne die physiologische Grenze überschreitet, eine Ursache für die Temperatursteigerung finden, welche man so häufig nach Blutergüssen im Experimente und am Menschen beobachtet, und welche in der chirurgischen Diagnostik eine so grosse Rolle spielt.

Anm. Ich habe hier zunächst nur die in seröse Höhlen zu Stande gekommenen Blutergüsse im Auge, da mir betreffs des Verhaltens von in das subcutane Gewebe u. s. w. extravasirtem Blute keine eigenen Erfahrungen zu Gebote stehen.

Bekanntlich ist man in neuerer Zeit, im Anschluss an die Arbeiten von Al. Schmidt und seinen Schülern, geneigt, diese Temperaturerhöhungen und die weiteren Begleitsymptome als Fermentintoxication aufzufassen. Das durch Zerfall der farblosen Blutkörperchen freigewordene Fibrinferment soll resorbirt werden und giftige Eigenschaften entfalten. Dass zwischen dem Bilde der experimentell erzeugten sog. Fermentintoxication und den Erscheinungen, wie sie unter Umständen am Thiere und am Menschen nach künstlich oder natürlich entstandenen Blutergüssen beobachtet werden, ein erheblicher Gradunterschied besteht, kann wohl kaum bezweifelt werden. Es ist auch nicht zu verkennen, dass die Bedingungen, unter welchen man im Experimente die Fermentintoxication erzeugt hat, sich weit von dem entfernen, was bei einem gewöhnlichen Bluterguss in Betracht kommt.

Dennoch wird man vom practischen Standpunkte aus dazu gedrängt, Ursachen ausfindig zu machen, welche vor Allem die zuweilen auftretenden Fiebererscheinungen nach Blutergüssen, die in keiner Communication mit der äusseren Luft stehen, erklären können. Ich glaube, dass man wenigstens für die serösen Höhlen, ausser den durch Zerfallsproducte des Blutes event. bedingten Intoxicationserscheinungen, auch die exsudativen Vorgänge von Seiten der betheiligten serösen Membranen mit in Rechnung ziehen darf. Bei den unseren Experimenten am nächsten stehenden Infusionen von eigenartigem defibrinirtem Blute beim Menschen wurden auch, z. Bsp. von Albertoni[1]), sehr erhebliche Temperatursteigerungen beobachtet.

III. In dritter Linie hatte sich gezeigt, dass die Resorption des infundirten Blutes unter dem Bilde einer Eindickung desselben verläuft: das Blutserum wurde schneller aufgesaugt als die Blutkörperchen, und auf diese Weise wurde eine zunehmende rel. Vermehrung des Blutfarbstoffes bezw. der rothen Blutkörperchen herbeigeführt. Auch in den Fällen, wo bei der Section der Versuchsthiere eine Verdünnung des eingespritzten Blutes gefunden wurde, konnte es als wahrscheinlich hingestellt werden, dass, wenn die Thiere länger am Leben geblieben wären, eine Resorption der blutig-serösen Flüssigkeit unter Eindickung zu Stande gekommen wäre.

Es geht hieraus hervor, dass die unmittelbare Wirkung der zu therapeutischen Zwecken beim Menschen vorgenommenen Bluttransfusion, je nachdem sie direct in die Gefässbahn oder in die Peritonealhöhle stattfindet, doch eine etwas verschiedene ist. Bei der vasalen Transfusion wird die circulirende Blutmasse sofort durch annähernd in gleicher Weise zusammengesetztes Blut vermehrt, bei der intraperitonealen Transfusion kommt zunächst eine an Blutkörperchen arme, seröse Flüssigkeit zur Resorption, und erst im Verlaufe von Stunden ist derselbe Zustand hergestellt, wie er bei der vasalen Infusion sofort erzeugt ist.

---

1) Die Transfusion des Blutes und der Stoffwechsel. Moleschott's Unters. XIII. Bd., 2. Heft, S. 2.

Noch auf ein weiteres unterscheidendes Moment ist hier aufmerksam zu machen. Es wurde oben mehrfach nach anderen und den eigenen Versuchen als ziemlich sicher hingestellt, dass nach Injection von defibrinirtem Blute in die Bauchhöhle in allen Fällen — nur mehr oder weniger innerhalb physiologischer Grenzen — eine Extravasation von farblosen Zellen und ein seröser Erguss erfolgen. Es lassen sich Fälle denken, wo bei peritonealer Bluttransfusion wegen sehr hochgradiger Anämie und wegen Collapses diese event. Reaction der enormen Bauchfellfläche und die wenn auch geringe dem Lymph- und Blutgefässsystem entzogene Flüssigkeitsmenge die gefahrbringenden Symptome verschlimmern kann, statt sie zu heben. Auf der anderen Seite kann man aber auch wieder vermuthen, dass das durch die Bauchfellreaction producirte Wärmequantum, welches sich in einer Steigerung der Bluttemperatur äussert, sehr anämischen Kranken sich nützlich erweisen kann, für welche ja so häufig ein abnormes Sinken der Körpertemperatur besonders gefahrbringend wird.

Zu welchem Standpunkte gelangen wir überhaupt der peritonealen Transfusion als lebensrettender Methode gegenüber durch unsere Versuche?

Zunächst ist zu betonen, dass nach den experimentellen wie klinischen Erfahrungen die Bluttransfusion in die Bauchhöhle im Allgemeinen als eine gefahrlose Operation bezeichnet werden kann, wenn sie mit der nöthigen Sorgfalt ausgeführt wird. — Ferner ist besonders hervorzuheben, dass es nach den oben citirten zahlreichen fremden und den eingehender mitgetheilten eigenen Versuchen ohne jeden Zweifel gelingen kann, durch Infusion von defibrinirtem Blute in die Bauchhöhle die Zahl der rothen Blutkörperchen im circulirenden Blute für Tage, ja event. Wochen zu vermehren. Es ist als sicher festgestellt zu betrachten, dass die rothen Blutkörperchen vom Peritoneum aus durch die Lymphbahnen in das Blutgefässsystem gelangen und hier eine Zeit lang lebend, functionirend bleiben können.

Auf diesen Nachweis muss ein besonderer Werth gelegt werden, da man bekanntlich in neuerer Zeit die scheinbar gesichertsten Thesen der Transfusionslehre im Allgemeinen zu erschüttern versucht und gerade das Fortleben der «transplantirten» rothen Blutkörperchen in Zweifel gezogen hat.

Die bisher erwähnten Punkte bedingen einen sehr wesentlichen Unterschied zu Gunsten oder Ungunsten der peritonealen Transfusion der vasalen gegenüber nicht; liegt überhaupt eine präcise Indication für Ausführung der intraperitonealen Methode vor? — Am Meisten dürfte hier noch die zu injicirende Blutmenge in Betracht kommen. Wenn ein erwachsener Mensch ein oder mehrere Liter Blut verloren hat, so ist von der Transfusion einer Menge von 300—500 ccm Blut, wie sie im Durchschnitt empfohlen wird, ein hinreichender therapeutischer Erfolg von vornherein nicht zu erwarten. Einmal ist es ja natürlich schwierig, von dem blutspendenden Individuum eine grössere Blutmenge zu erhalten, dann treten aber bekanntlich der Infusion in die Gefässe eines anämischen Patienten unter Umständen erhebliche mechanische Schwierigkeiten und beunruhigende Symptome von Seiten der Herz- und Athmungsthätigkeit entgegen, so dass es nur gelingt, wenige 100 ccm zu transfundiren.

Man könnte erwarten, diese Uebelstände durch die intraperitoneale Infusion zu vermeiden. Bei Thieren lassen sich ja in die Bauchhöhle enorme Flüssigkeitsmengen einspritzen, ohne dass erhebliche Oppressionserscheinungen auftreten. In diesem Punkte wird also sicher die Bauchhöhle dem Gefässsysteme für die Zwecke der Transfusion überlegen sein; aber ausser der bereits erwähnten Schwierigkeit der Beschaffung entsteht die Frage, ob die resorbirende Kraft des Bauchfelles nicht proportional zu der Menge des injicirten Blutes abnimmt. Wir wissen, dass der Mechanismus der Resorption vom Peritoneum oder von der Pleura aus wesentlich in einer Druck- und Zugwirkung, welche von den umgebenden Muskeln bezw. Organen ausgeht, besteht, und wenn es auch scheint, dass bis zu einem gewissen Grade die Schnelligkeit der Resorption mit der Menge des infundirten Blutes und den damit in Zusammenhang stehenden Schwankungen des Druckes innerhalb der serösen Höhlen parallel verläuft, so liegen doch andererseits Erfahrungen vor, wonach sehr grosse Flüssigkeitsmengen rel. langsamer resorbirt werden, als rel. kleinere; auch die Zunahme der Blutkörperchenzahl im kreisenden Blute nach peritonealer Transfusion steht nur bis zu einer gewissen Grenze in geradem Verhältnisse zu der Menge des eingespritzten Blutes.

Es folgt daraus, dass man von der Bauchhöhle doch auch nur im Stande ist, eine bestimmte Menge Blutes in kurzer Zeit dem Blutgefässsystem zuzuführen; dennoch liegt hier der wesentlichste Vorzug der peritonealen Methode vor der gewöhnlichen vasalen.

In neuester Zeit hat Maydl[1]), wie ich glaube, in sehr glücklicher Weise das Transfusionsthema im Allgemeinen, einschliesslich der Kochsalzinfusion, bearbeitet. Er vermisst bei den Autoren, welche die vasale Kochsalzinfusion als lebensrettende Operation empfohlen haben, Controlversuche und weist nach, dass in Bezug auf die einem Thiere entnehmbare Blutmenge grosse Schwankungen vorkommen, und dass auch aus der Grösse des Blutverlustes nicht unmittelbar die damit verbundene Lebensgefahr abgeleitet werden kann. Maydl hat eine grössere Anzahl von Thieren nach einem Aderlasse ohne nachfolgende Kochsalz- oder Blutinfusion überleben sehen, welcher in den Arbeiten der Empfehler der Kochsalzinfusion als unbedingt tödtlich figurirt, und von welchem die betreffenden Forscher angeben, dass der Tod des Versuchsthieres eingetreten wäre, wenn man nicht die Kochsalzinfusion ausgeführt hätte. Dennoch hat auch er von der Kochsalzinfusion eine belebende Wirkung auf den durch grossen Blutverlust collabirten Organismus beobachtet und räumt derselben eine grosse therapeutische Bedeutung ein.

Auf der anderen Seite führt ihn aber eine unbefangene Prüfung der Ursachen des Verblutungstodes und der bei hochgradiger Anämie für das therapeutische Eingreifen ge-

[1]) Ueber den Werth der Kochsalzinfusion und Bluttransfusion beim Verblutungstode. Wiener med. Jahrbücher, 1884. Heft I, S. 61—158 und Siegel und Maydl: Über Zählungen der Blutkörperchen nach Blutungen. Wiener med. Jahrb. 1884, Heft II u. III, S. 407.

botenen Indicationen zu dem Schlusse, dass wohl durch die Kochsalzinfusion eine momentane excitirende Wirkung erzielt werden und die augenblickliche Gefahr auch beseitigt werden kann, dass aber doch immer die Hauptaufgabe darin bestehen muss, dem Organismus zum Ersatze der verloren gegangenen rothen Blutkörperchen wieder zu verhelfen.

Dass dies in der besten Weise durch die Bluttransfusion geschehen kann, sollte doch endlich als einer der bestbeglaubigten Lehrsätze in dem schwierigen Gebiete der Blutphysiologie anerkannt werden. Es ist nachgerade durch so zahlreiche ältere, und neuerdings bei Gelegenheit der Wirkungen der peritonealen Bluttransfusion (und auch der subcutanen Blutinjectionen) durch so zahlreiche neuere Untersuchungen festgestellt, dass die auf die eine oder andere Weise dem Körper zugeführten rothen Blutkörperchen in dem Gefässsystem weiter leben und functioniren, dass ein Zweifel nicht mehr möglich ist.

Maydl spricht sich zusammenfassend dahin aus, dass man zur Bekämpfung der acuten Anämie principiell der Bluttransfusion den Vorzug geben müsse, dass daneben aber die Kochsalzinfusion als eines der besten excitirenden therapeutischen Mittel Geltung behalten solle. Er meint, dass besonders unter äusseren Verhältnissen, wo man nicht zur rechten Zeit menschliches Blut zur Verfügung hat, also zumal im Kriege, zuerst eine Infusion von Kochsalzlösung indicirt sei, um der augenblicklichen Lebensgefahr zu begegnen, dass dann aber später die vasale Bluttransfusion nachzufolgen hätte, um dem an Blutkörperchen verarmten Blute diesen Verlust wieder zu ersetzen.

Es wurden oben als für die Bluttransfusion vom Bauche aus besonders characteristische Momente hervorgehoben, einmal, dass die infundirten Blutkörperchen erst nach und nach, nicht wie bei der vasalen Transfusion sofort, in die Blutbahn gelangen und dann, dass man vom Peritoneum aus im Stande ist, dem Organismus erheblich grössere Blutmengen zuzuführen. Beide Punkte sind geeignet, die peritoneale Transfusion weniger als unmittelbar lebensrettende Operation, sondern mehr als Ersatzmittel für den eingetretenen Verlust, also erst an zweiter Stelle, nachdem, wie Maydl vorschlägt, eine vasale Kochsalzinfusion vorausgegangen ist, zu empfehlen.

Mir scheint gerade in dieser Combination die peritoneale Bluttransfusion zu einer allgemeineren Anwendung befähigt zu sein. Es kommt natürlich noch dazu, dass man aus begreiflichen Gründen die Vorbereitungen zu dieser Operation noch sorgfältiger und unter noch minutiöserer Berücksichtigung der antiseptischen Vorschriften treffen wird, als wenn es gilt, Blut in eine Vene oder Arterie zu infundiren. Diese Bedingung wird, wie bei allen Operationen, weit eher zu erfüllen sein, wenn es nicht mehr darauf ankommt, der unmittelbaren Lebensgefahr mit möglichster Schnelligkeit zu begegnen.

Die mitgetheilten Versuche wurden in dem physiologisch-chemischen Laboratorium zu Strassburg ausgeführt. Ich fühle mich Herrn Professor Hoppe-Seyler, welcher mir auf das Bereitwilligste die Mittel seines Institutes zur Verfügung stellte und mich in jeder Hinsicht auf das Freundlichste unterstützte, zu ganz besonderem Danke verpflichtet.

FSC
www.fsc.org
MIX
Papier | Fördert
gute Waldnutzung
FSC® C083411

Zeitfracht Medien GmbH
Ferdinand-Jühlke-Straße 7
99095 Erfurt, Deutschland
produktsicherheit@kolibri360.de